科学史家　村上陽一郎
生命誌研究者　中村桂子
情報学者　西垣　通

ウイルスとは何か

コロナを機に新しい社会を切り拓く

藤原書店

ウイルスとは何か

目次

第一部　ウイルスと人間――問題提起

第II部　どういう社会を目指すのか——ディスカッション

コンピュータ社会と人間　147

今こそ「人間」を考える　165

ウイルスとは何か

コロナを機に新しい社会を切り拓く

本書は、二〇二〇年七月二十二日、藤原書店催合庵で行われた座談会の記録である。

（司会・藤原良雄〔編集長〕）

第Ⅰ部　ウイルスと人間——問題提起

はじめに――歴史的観点から（編集長）

――本日は、新型コロナウイルス蔓延という状況の中ですが、顔を合わせて対話いただいた方がよい内容になるのではないかと思い、お集まりいただきました。まず各先生から問題提起、続いてディスカッションに移りたいと思います。

小社のPR誌『機』の六月号に「ウイルスとは何か」という特集を組み、今日集まっていただいた三人の先生にご寄稿いただきました。新型コロナウイルスが世界に蔓延しているという状況は現在もなお変わりません。日頃ウイルスについてそれほど考える機会はないのですが、とにかく〝ウイルス〟なるものを我々が知らないと、どうしようもないと思います。先生がたの書かれているものを拝見しましても、専門的でなかなか難しいので、本日は、一般の人たちにも理解できるように、なるべくかみ砕いてお話いただければと存じます。

私自身は、出版活動の中で〝歴史〟という視点を大事にしてきたものですから、この場合も射程を長くとって、歴史的な考察が大事ではないかと思います。我々人類は、ウイルスの誕生以来の歴史から見れば、本当に新しい、点のような存在に過ぎません。そこで中村先生には生命誌という立場から、村上先生には人類の歴史という立場から、ご発言いただければと思います。また西垣先生には、情報学という立場から、議論に切り込んでいただければと思っています。

この百年は、グローバリゼーションが一挙に進み、世界が非常に狭くなり、それまでゆっくり流れていた時間のリズムを壊し、地球の片隅で起こった事象が瞬時に世界中に広がる状況になっています。こういう状況の中で発生した新型コロナウイルスが、一挙に世界中の人間に襲いかかっています。

また現在、異常気象が問題になっていますが、これは人類の経済活動とは無縁ではありません。このような地球環境や社会環境の変化と、今回の問題を含むウイルスの問題をどう考えたらいいのか、ディスカッションしていただければと思います。

それでは、まず、生命誌というジャンルを切り開いてこられた中村桂子先生から、問題提起をお願い致します。

ウイルスと人間の関係の長い歴史

中村桂子

ＷＨＯ（世界保健機関）が新型コロナウイルス（ＳＡＲＳ－ＣｏＶ－２）によるパンデミックを宣言して以来、明確な対応の方法が確立されないまま、落ち着かない日々が続いています。この分では、二〇二〇年という年は、皆が不安を抱えながらおろおろしているうちに終わるのではないかと懸念します。

ウイルスは私たち人間がこの世に登場する以前から存在し、パンデミックという状態もこれが初めてではありません。しかも今や先端科学技術時代と言われ、医療は進み、ついこの間までＡＩを用いれば何でもできるかのような雰囲気でした。それですのに、具体的にウイルス感染が起きたらなぜこれほど先行きの見えない状況になっているのか、を考えなければなりません。

改めて現代の社会の状況を一つ一つ検討することはしませんが、政治、経済、外交、教育、文化とあらゆる面で現代社会が非常に脆弱であることが見えてきたことは、多くの方が感じておられることでしょう。この脆弱さはどこから来たのか、という問いが必要です。

そこで、現代社会がもつ問題点として浮き彫りになるのは、「人間は生きものであり、自然の一部である」というあたりまえのことに眼を向けて

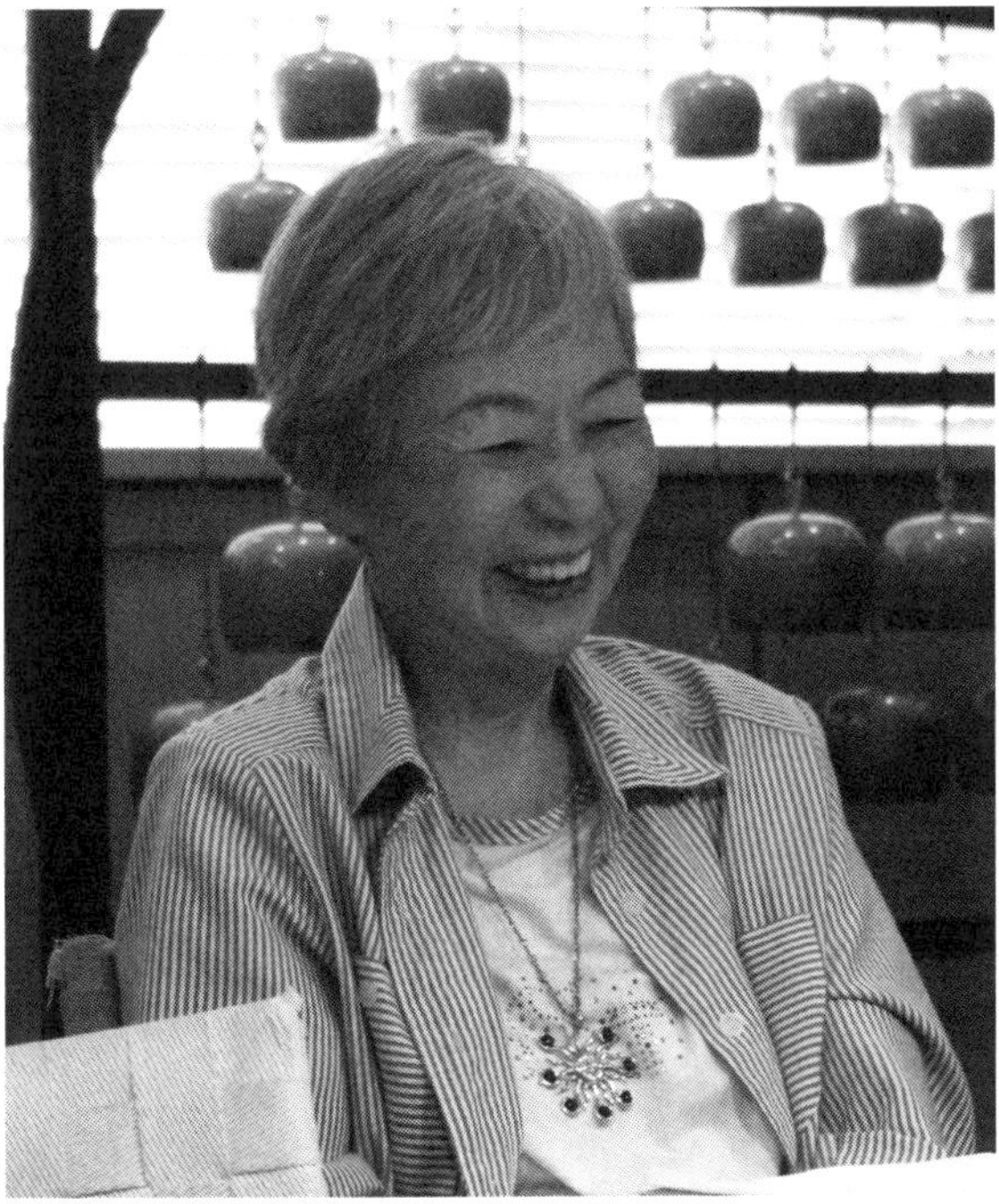

こなかったことだと思うのです。「生命誌」という私が創ろうとしている知は、まさに「人間は生きもの」ということを基本に置いていますので、またそれかと言われそうですけれど。その切り口で考えていくために、まず、私たちの社会の弱さを顕在化させたウイルスとはどのような存在であるかを知るところから始めたいと思います。

地球上で三八億年続いてきた生きものがつくる世界（生態系）には、いつも、どこにもウイルスがいる

地球上には数千万種とも言われる多様な生きものが棲息しており、人間もその一つであるヒト（ホモ・サピエンス）という存在です。これほど多様でありながら、生きものはすべてＤＮＡをゲノムとしてもつ細胞から成り、ゲノム情報のもとに自らを創り、生きていることが明らかになりました。

これはすべての生きものが、同じ祖先から発していることを意味していることを示しているのでしょう。

しかもそれぞれの生きものがもつゲノム（遺伝子の総体とも言える）には、それが進化の結果現在のような姿形で生きている、その歴史が書き込まれています。つまり生きものの世界は、ゲノムを切り口にして全体の歴史と関係を見ることができるのです。「人間は生きもの」という時の人間は、まずこのような生態系の中のヒトという存在として確認されます。

ウイルスは「動く遺伝子」

今申し上げた生きものの世界の中に「ウイルス」が存在するのですが、ここでよくなされる「ウイルスは生きものか、生きものではないのか」と

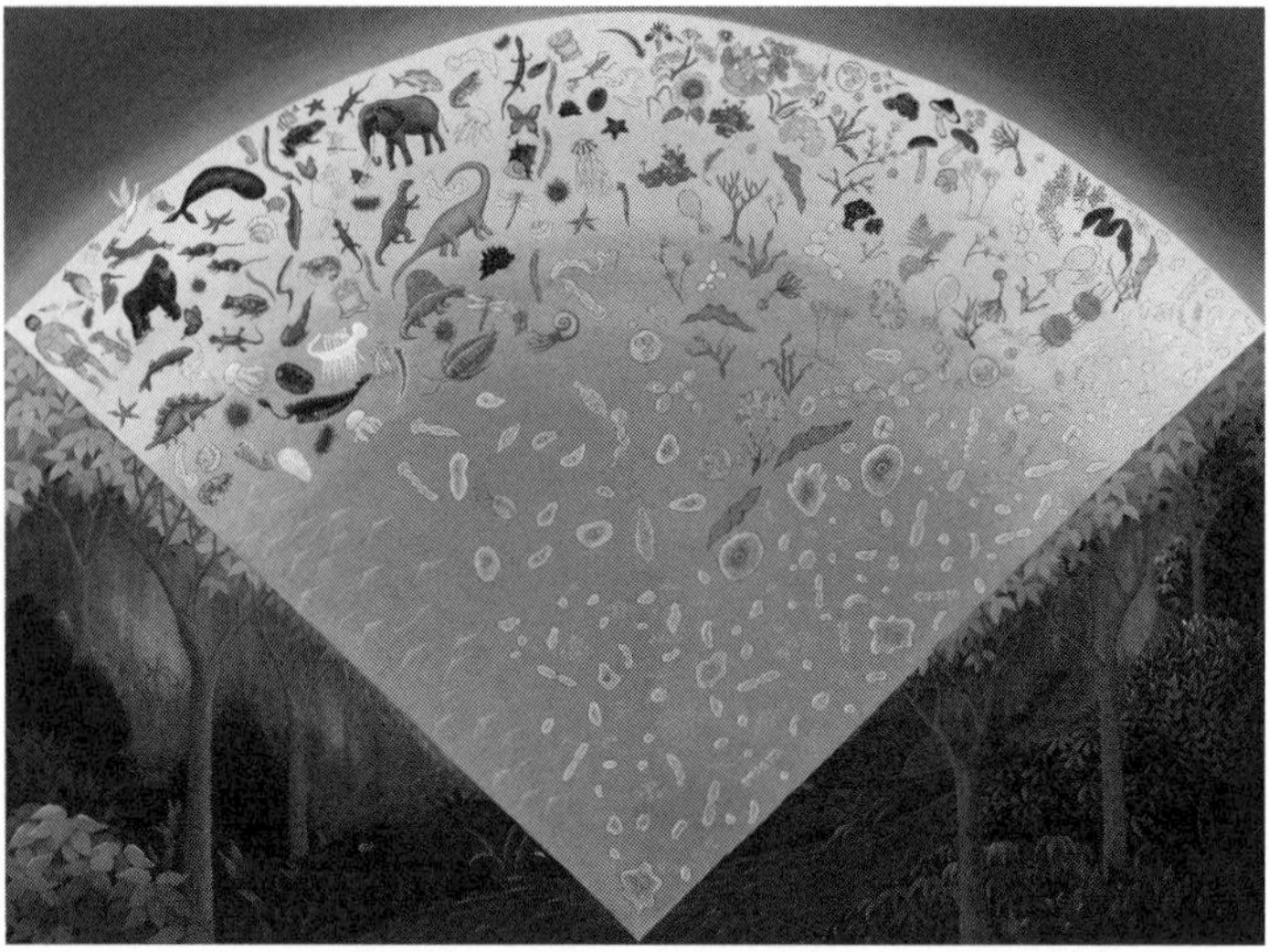

中村桂子が考案した「生命誌絵巻」

すべての生きものは同じ祖先から発し、
ゲノムにその歴史が書き込まれている。
人間はこの中にいる

（協力：団まりな／画・橋本律子）

いう議論に入り込むと面倒です。そこで、そこを通り越してウイルスの実態を見ると、それは「動く遺伝子」と捉えることができます。このように捉えることによって、生きものとは何であり、ウイルスとは何であるかを見ていこうと思います。

二〇世紀の後半は、遺伝子としてのDNAの構造や機能を知ることによって生命現象の理解を進めた時代です。そこでは遺伝子の重要性が強調されすぎたきらいもあり、社会では「遺伝子決定論」が広まりました。一九七〇年代に組換えDNA技術が開発され、バクテリアの中にヒトのDNA（遺伝子）を入れるという操作が行われた時は、種を越えて遺伝子を動かすのは「神への冒瀆（自然の攪乱）」と言われました。私の遺伝子があり、それが私を私たらしめているのであり、それを勝手に動かすなどけしからんというわけです。実は、「私の遺伝子」などは存在しません。遺伝子はあらゆる生物の中を動きまわっているものであり、また動きまわらなければ生態系をこれだけみごとに支えられないということがわかってきました。

遺伝子は動く、そしてウイルスはまさに「動く遺伝子」なのです。ウイルスを知るには、生物界全体での「動く遺伝子」像を知る必要があります。まず細胞内のゲノムは固定したものではなく、その中で遺伝子が動きまわっています。動く遺伝子として一塊でゲノムの中を動くDNAを、トランスポゾン（転位因子）と呼びます。女性研究者B・マクリントック（一九〇二～九二）が「トウモロコシの粒の色が変わるのは、遺伝子が動いているからだと考える以外に説明できない」と考えてその存在を予見し、彼女はこの業績で、晩年にノーベル賞を受賞しました。

トランスポゾンはゲノム内を動くのですが、次いで細胞内にゲノムとは独立に存在し、他の細胞へと動く遺伝子であるプラスミドがあります。これは、細胞同士が接触した時に移ります。今、多剤耐性菌が問題になっていますが、これは耐性遺伝子をもったトランスポゾンが、一つのプラスミドに複数入り、そのプラスミドが細胞内に入るために起きるのです。動く遺伝子は、このような形でも医療での日常問題になっています。

次がウイルスです。これは遺伝子がタンパク質の殻、時にはその外に脂質をも含む殻を被って、さまざまな細胞内に入っていく粒子です。最強の「動く遺伝子」と言えます。遺伝子は動きたがっている。生きものを見ているとつい擬人的表現をしてしまうので困るのですが、生きものの世界には常に動いている遺伝子があり、その一つがウイルスであるという位置づけをわかっていただくことが大事と思い、順序立ててお話をしました。

ウイルスがいつどのようにして生まれたのかはわかりません。細胞がなければウイルスは存在できませんので、細胞が生まれてからであろうと考えるのが自然でしょう。原始細胞に近い存在であるバクテリアに感染するウイルス（ファージと呼ぶ）もいますので、古くから存在していたことは確かです。おそらくすべての生きものにウイルスが存在するのではないでしょうか。

ウイルスの遺伝子はＤＮＡとＲＮＡ

二番目に注目するのは、ウイルスの遺伝子にＤＮＡとＲＮＡがあるということです。生きものの細胞の遺伝子は二本鎖ＤＮＡです。しかしウイルスのゲノムには、二本鎖ＤＮＡの他に一本鎖ＤＮＡ、二本鎖ＲＮＡ、一本鎖ＲＮＡとさまざまなタイプがあります。なかでも興味深いのが、エイズでよく知られるレトロウイルスと呼ばれるものです。ＲＮＡを遺伝子として持つのですが、逆転写酵素でＲＮＡからＤＮＡをつくることができ、そのＤＮＡを感染した細胞のゲノムの中に入れこみます。こうして、ときには細胞の性質を変えることさえあります。まさに遺伝子の運び屋であり、生物界のダイナミズムを支えています。しかし同時に、このウイルスは扱いにくい病原体でもあるわけです。

生きものの世界ではＤＮＡが中心にあり、その情報をもとにできたＲＮＡが実際にタンパク質合成に関わるという流れがあり、セントラルドグマと呼ばれているのですが、ウイルスが関わると、そこにＲＮＡ→ＤＮＡという流れが見えてきます。生きものの世界の複雑さを具体的に見せてくれる存在として、ウイルスは興味深いのです。

実は、生命誕生の最初はＲＮＡが主体で動いていたのではないかという考え方があります。「ＲＮＡワールド」と言われます。ＲＮＡの方が情報発信もできれば、酵素としてもはたらけるというマルチな性質があり、おそらく最初はＲＮＡで生物界が動き始めたとする方が考えやすいので、ＲＮＡワールドの存在を認める方向になっています。

ＤＮＡの方がはるかに安定ですから、三八億年続く生物界はＤＮＡワールドですが、ウイルスは太古に存在した「ＲＮＡワールド」を残して動いているとも考えられます。生命誌としても非常に面白い存在です。

がん研究とウイルス

生物界を遺伝子という切り口で見た時に、ウイルスという存在の特異な面を見てきましたが、もう一つ研究の側面から、ウイルスの興味深い位置づけを指摘しておきたいと思います。

現在日本で最も関心を持たれている病気は、日本人の死因第一位のがんではないでしょうか。これは遺伝子に変化が起きて発病する内発性疾患とされ、感染症とは考えられていません。確かにそうなのですが、一九七〇年に米国で「対がんプロジェクト」として国の支援による大型の研究が始まった時は、がんの病因や発症メカニズムについての知識はほとんどないと言ってよい状態でした。

疾病の研究は、病因の探求が重要です。当時は、化学物質説とウイルス説との間で論争があったのです。結論を言ってしまうなら、両者とも細胞内の遺伝子を変異させるという点で共通しており、その結果ががんにつながるのであり、がん遺伝子探究が重要というところに落ち着きました。ここでウイルスが興味深い存在として浮かび上がったのです。ニワトリに肉腫を起こすウイルス（ＲＳＶ）のゲノムの中に、感染すると細胞をがん化させる遺伝子（ｓｒｃ）が存在することがわかりました。そこで研究を進めるうちに、実はｓｒｃは本来ニワトリの細胞にあり、それがウイルスの中で変異した形で存在することがわかったのです。しかもさらに調べると、この遺伝子はほとんどの動物に存在する大事な遺伝子でした。

つまり正常細胞の中で重要な役割をしている遺伝子が、ウイルスにとりこまれてがん誘発の性質を持つようになり、そのウイルスが感染するとがんになる、ということになります。本来細胞内にある遺伝子を「がん原遺伝子」と呼ぶことになりました。

こうして私たちヒトも含めてさまざまな生物の中で重要なはたらきをしている遺伝子が変異を起こし、がんをひき起こすというメカニズムがわかってきました。細胞が実際にがん化するには、複数の遺伝子が次々と変異をする必要があり、複雑です。がん抑制遺伝子も重要な存在です。

そこで、米国のがんプロジェクトのリーダー役をしていたR・ダルベッコが、がんを知りたかったらヒトのもつ遺伝子のすべてを知る必要があると言い始め、それがヒトゲノム解析計画につながります。がんを知ることは、生きているとはどういうことかを知ることであると言ってもよいということです。

それにしても、ウイルスがそのような遺伝子をとり込み、しかも感染した時には細胞をがん化するようになっているというのは、これまた生物界でのウイルスの興味深さを増します。生命現象は、すべて物理・化学反応には違いありませんが、その具体は複雑で生きもの特有であり、ウイルスはそこに深く関わる存在であるということを知ると、ウイルスとのつき合い方も見えてくるのではないかと思い、現代生物学が明らかにしてきたウイルスの姿をまず申し上げました。

一言でいうなら、ウイルスは生きものの本質を知る上でとても重要なことを教えてくれる、興味深い存在です。そのうえで、話題の新型コロナウイルス（ＳＡＲＳ－ＣｏＶ－２、WCFCOV2）への対処を考えたいと思います。

新型コロナウイルス――エマージング感染症

ウイルスは「動く遺伝子」の一つの形としてさまざまな生物の中に入りこみ、通常は感染した個体もウイルス自身も存在し続ける状態にあります。ＣｏＶ－２はコウモリを自然宿主とし、そこで存在し続けてきたわけです。それが二〇一九年一二月にヒトに感染し、異型肺炎を起こしました。このように他の動物由来の感染症を「エマージング感染症」と呼びますが、近年それが増えています。以前感染症としてよく知られていた結核、赤痢、百日咳、天然痘などは公衆衛生の普及やワクチン、抗生物質などによって制御可能になり、感染症は恐いものではなくなったと皆が思うようになったのが二〇世紀後半です。ところがそこにエマージング感染症が次々登場し始めました。エボラ出血熱など恐い病気が多いのですが、この原因のほとんどはウイルスです。ウイルスには抗生物質は効きません。

その中で、二一世紀に入ってコウモリを自然宿主とするコロナウイルスが、三回、エマージング感染症を起こしています。二〇〇二年一一月にSARS（重症急性呼吸器症候群）が中国で出現、全世界に拡散しましたが、二〇〇三年一月には終息しています。この時はWHOが九カ国、一三の研究所（日本は国立感染症研究所）による国際共同研究体制を結成し、一ヶ月で原因を新型コロナウイルスと確定しました。この時にはワクチン生成は行っていませんが、今回は、研究者の中で、このような競争を捨てた協力の場を作る姿勢があまり見られず、疑問に思っています。

ＳＡＲＳに次いでＭＥＲＳ（中東呼吸器症候群）が二〇一二年六月にサウジアラビアで発生。二〇一五年五月に韓国で、中東からの帰国者を始まりとした感染が広がりましたが、一二月には終息しました。これもワクチンの開発はされていません。

そして今回の新型コロナウイルス感染症（ＣＯＶＩＤ－19）です。これもコウモリ由来ですが、ＳＡＲＳではコウモリからハクビシン、ＭＥＲＳではコウモリからラクダに移ってからヒトに感染したことが分かっています。今回も間にセンザンコウが入り、そこでヒトへの感染性を獲得したのではないかとも言われていますが、確定した答えは出ていません。食用、薬用の目的で野生動物を市場に持ち込むことが新型ウイルス感染の原因となる危険は避けられず、この規制が重要になってきます。

SARS、MERSがパンデミックにまでならずに終息したこともあり、コロナウイルスに対するワクチン開発はこれまで行われていません。このウイルスのワクチンづくりは難しいのかもしれないという声も聞かれますが、よく分からない状況です。

ワンヘルスという概念

私の専門である生命誌は、「人間は生きものである」というあたりまえのことを基本に置く社会づくりを求めており、COVID–19の問題についても、この視点で考える必要があると思っています。そこで、ウイルスをも取り込んだ生態系を考え、そこでの生き方を探そうとしています。

ＣｏＶ－２の登場から見えてきた社会的課題を考えていくにあたっての不可欠な視点として、先ほど申し上げた自然宿主、さらにはハクビシンのような間に入る媒体との関係という問題があります。

ＳＡＲＳの終息後に、ロックフェラー大学の主催でヒト、家畜、野生動物の間で発生している感染症に関するシンポジウムが開かれました。人間社会で新しいウイルスとの出会いが問題になっていますが、実は家畜でもトリインフルエンザの流行などが近年大きな問題になっています。たくさんのトリが殺処分される例を耳になさったことがあるでしょう。シンポジウムでは、「ヒトと動物の健康が密接に関係していることがわかってきたので、これを統一的に考える必要がある。そこではヒト、家畜、野生動物の健康を等しく実現するワンヘルスという概念が不可欠である」という考え方が出されました。そこでは「将来の世代のために地球の生物学的健全性を確保し、疾病と戦っていく」ということが示されたのです。

狭い意味での感染症という概念から抜け出して、他の生きものとの関係の中で考えることになれば、とくにどの生物にどんなウイルスがいるかという知識が必要になります。パンデミックになってから慌てるのでなく、全体像をつかみ、予測や迅速な対応をする体制をつくることです。これにはもちろん国際協力が不可欠です。

新型コロナウイルスと向き合う

生きものの世界の特徴

二一世紀に入ってSARS、MERS、COVID-19を流行させたコロナウイルス全般については、これまでの研究から、約一万年前にコウモリを自然宿主とする仲間と、野鳥を自然宿主とする仲間に分かれたことがわかっています。このうちコウモリのウイルスが進化の過程でいくつかの種に分かれ、その中のいくつかがヒトにも感染するのです。

つまり、コロナという同じ仲間でも一つ一つ性質が違い、ヒトへの感染の様子も違うので、新型が登場すると一から調べなければなりません。前に申し上げたがんプロジェクトを機に、医学と科学が一体化し、医療の科学技術化が進んでいます。これにはよい点、問題となる点の両面があることは、現在の医療の中で多くの方が感じていらっしゃると思います。COVID－19でもその両面が出ています。パンデミックを起こしたウイルスゲノムの解析は、すばやく行われました。コロナウイルスは一本鎖RNAウイルスで、しかもその塩基数が三万と非常に大きいので、変異が起きやすいことが分かりました。今回も最初に武漢で感染を起こしたウイルスに対し、ヨーロッパで拡散したウイルス、今日本で広がっているウイルスは変異を起こしているようです。ただこのウイルスは、自身を修復する酵素を合成したり、組換えを起こすなど、複雑なことも行っています。ゲノム解析やメカニズムの解明は、科学の力で大いに進みました。

ただ、それによってウイルスの実態がつかめて対処の方法が見えてきたかというと、まだまだという気がします。細かいことは申しませんが、医療が科学技術化したと言っても、生命系は複雑で個別であり、それらに対応する必要があります。感染する人間の方も複雑で個別ですから、一律な答えはなかなか得られません。現代社会は人工世界で科学技術を用い、効率よく対応することをよしとしてきましたけれど、ここで、改めて「生きもの」という視点で考えることが求められています。コロナ禍と呼ばれるさまざまな課題を乗り越える必要はありますが、それと同時に今重要なことは、これを、機械の中で暮らし、すべてが機械のように動くとしてきた社会から、人間が生きものとして生きる社会への転換の機会にすることだろうと思います。

西垣さんのご専門分野ですが、今、三密（密閉、密接、密集）を避ける必要性からテレワークが実施され、これを機に、社会構造に変化が起きる可能性が見えています。ここには、働き方の多様性を可能にしたり、一極集中から分散化への動きを促進したりする効果など、期待できることがたくさんあります。ただ、それと同時に私は、「生きものであること」を基本に置いて技術を使う社会へ、という方向転換のきっかけにもしたいと思っています。そうならずに、人間が機械化していくことをよしとする方向へ向かうとしたら、人間としては敗北だと思いますので、そのあたり、後で是非お教え下さい。

新型コロナウイルスへの対応

当面、パンデミックの終息が最重要課題です。ウイルスを収めるための王道はワクチンであり、それと共に治療薬の開発も必要です。

ともあれ拡散させないために今できることは、手を洗い、マスクをして三密を避けることを一人一人が実践することであり、実はこれが非常に有効です。これは、外出制限など行動の制約になりますので多くの問題がありますが、私は、これこそ自らが自覚を持って行動に責任をもつ市民社会のよいモデルになりうると思っています。私たち市民が民主主義を意識するのは投票の時ですが、正直、自分の一票が社会をよくすることに繋がったと実感できることはほとんどありません。

手洗いはそのまま社会につながります。その効果を「見える化」して具体的行動の指針になるのがＰＣＲ検査、抗原検査、抗体検査などです。とくにＰＣＲ検査はウイルスのゲノム解析がなされたために可能になった方法であり、有効に活用して欲しいものです。ただこれだけでは、終息に持っていくのは難しく、やはりワクチンに期待します。

ゲノム解析としては、ロンドン大学が世界中の七七〇〇のウイルスを解析したら一九八カ所で変異をしており、変異に基づいて五つのグループに分けられました。地域によって、どのウイルスが多いかということは異なります。欧米とアジアで流行状況がかなり違い、日本は感染者、重症者、死者ともに比較的少ない状況で、これがウイルスの違いによるかもしれないとされていますが、実はよくわかりません。ヒトの側のゲノム、つまり遺伝子の違いの影響の可能性もありますし、ＢＣＧの接種が影響しているというデータも出されるなど要素は多く複雑で、一律の答えは出ていません。このような中でのワクチン開発です。

ワクチン開発とは

七月二五日に、アフリカで野生のポリオウイルス根絶、という嬉しいニュースがありました。すでに天然痘は世界での根絶がなされています。ただこれらはヒトにしか感染しないウイルスなので対応できましたが、他の動物との間を往来するコロナウイルスの根絶は難しいでしょう。

ポリオや天然痘の場合、ワクチンはウイルスを弱毒化、不活化したものですが、CoV－2で試みられているのは、ウイルスのもつDNAやRNAを直接用いて、それにウイルスの感染や増殖を抑えるタンパク質をつくらせるという方法です。短時間で有効なワクチンをつくれる可能性が高いからです。DNAやmRNAの情報で、ウイルスの表面にあるスパイクタンパク質に結合して機能を抑えるタンパク質を合成し、それに免疫系の反応を制御する補助剤（アジェバントと言います）を加えてワクチンにする、というのが基本的な構想です。

そのようなタンパク質合成を指令するｍＲＮＡを直接体内に入れる、ｍＲＮＡワクチンも考えられています。もっともこれは、理論的には成立しますし、可能なら作成は速いのですが、これまでにこの種のワクチンの実用例はありません。急を要するということで新技術が試みられているのですが、果たして有効か、また安全性は確保されるかという点への疑問は残ります。

通常ワクチンは開発に少なくとも一年以上、臨床試験に二年くらいかかるとされます。しかも有効性、安全性を確認する審査もあり、これも短くても一年か二年はかかるものです。この常識に対して、ＣｏＶ－２のワクチン開発は、あまりにも短時間での話になっており、そこは気になります。

日本の場合、二〇二一年のオリンピックを意識して国としてのワクチン購入の話が前のめりで進んでいますが、有効性、安全性の厳密なチェックなしでの拙速な動きは危険であり、慎重さを求めなければなりません。

SARS、MERSを引き起こしたコロナウイルスに対してはまだワクチンはつくられていませんから、CoV－2はコロナウイルスとして最初のワクチン開発ということになり、その意味でも急ぎ過ぎは危険です。

とにかく生きものは複雑で、個別的ということを忘れないようにしなければなりません。ここで気になることは、パンデミックという状況であるのに、ワクチン開発も含め、COVID－19への研究者の対応に共同研究というより競争という姿が見えることです。二〇〇二～三年のSARSの時には素早く国際共同研究がなされました。ワクチン開発でも活用される組換えＤＮＡ技術の開発の時に安全性が問題になり、一九七五年、国際グループで会議（アシロマ会議と呼ばれます）を開き、安全性の検討をした時の研究者たちの様子を思い出します。

新自由主義と金権主義がそのような共同意識を壊し、パンデミックという状況下でも本来の研究者の姿が見えないのがとても気になっています。ポリオ不活化ワクチンを開発したＪ・ソークは、特許をとることなどまったく考えていませんでした。「ワクチンは太陽と同じ、皆のもの」と言ったと言われています。今のワクチン開発には、競争に勝ち名誉（？）とお金を手にすることを求める様子が見え、悲しくなります。ロシアがワクチンに、アメリカを出し抜いた人工衛星と同じスプートニクという名前をつけたことが象徴的ですね。

免疫のこと

ワクチンでの対応とはつまり、免疫力をつけることです。私たちの体は、異物が入ってきたらそれを除き、健康を維持する力を持っています。免疫には、さまざまな異物を不活化する自然免疫と、侵入した特定の異物に対して抗体をつくる獲得免疫があり、とくに自然免疫は日常生活を平穏に過ごすことによって高まるので、一人一人の暮らし方が大事です。

ＣｏＶ－２への抗体づくりについての現状を調べると、なかなか複雑で、このウイルスの手強さを感じます。まず、感染して中和抗体と呼ばれる有効な抗体ができれば大丈夫、とはいかないことです。短期間で抗体が消失している例が多く報告されています。また無症状の場合、あまり抗体ができていない例も見られます。

また最近ニュースでも耳にするようになった、重症患者に見られるサイトカインストームも問題です。分泌タンパク質であるサイトカインには免疫細胞のはたらきを活性化するものと抑制するものがあるのですが、この制御がうまくできず、免疫系の暴走が起きることをさします。不必要なサイトカインが働くとか、マクロファージが患者の赤血球を食べるなどの現象が観察されています。これで急性呼吸不全が起きます。また多臓器不全も見られ、一筋縄ではいかないとつくづく思います。

複雑で何が起こるかわからないという生命系の特徴を、次々見せている感じがします。個別の知見は蓄積していますが、それをつなぎ合わせて全体像をつくるのはまだ難しいという状況です。ワクチンもこのような中で用いるわけですから、拙速だけは避けなければなりません。

ウイルスと人間

最後にもう一度、「動く遺伝子」としてのウイルスを、人間との関わりで見ます。ウイルスは、自分のゲノムの一部を、宿主細胞のゲノムに組み込むことができます。とくにレトロウイルスは、自身のゲノムであるRNAを複写したDNAをつくり、それを宿主のゲノムの中に入りこませます。具体的には、レトロトランスポゾンという形で宿主のゲノムに入り込むのです。

詳細は省きますが、ヒトゲノムのかなりの部分がレトロトランスポゾンに占められています。その典型が反復配列です。LINEという長い反復配列が、ある遺伝子に入り込んだことが血友病の原因となったことが知られています。Ａｌｕ因子と呼ばれる短い反復配列は、私たちのゲノムの中に一〇〇万個もあるのですが、マウスにはまったく別のものがありますので、マウスと分岐した一〇〇〇万年前くらいから後に増えたことがわかります。種分化に何かの役割をしているのかもしれません。哺乳類は一・七億年ほど前に生まれましたが、哺乳類に必須の胎盤形成にも、ウイルス由来の遺伝子が関わっているとされます。

生命誌は生きものらしさを知る基本としてゲノムに書かれた歴史を読むのですが、これは生命現象をＤＮＡという物質に還元するためではなく、ゲノムの中に閉じ込められたまだわからない複雑さ、ダイナミズムを読むことが重要と考えてのことなのです。

ＣＯＶＩＤ-19のパンデミックという体験が生活様式を変えると言われますが、具体的な姿は示されていません。私としては、これまで申し上げてきたことを含む、生きものとして生きるという基本を認識することが重要であり、変わるというよりは基本に還ることになるのではないかと思っています。

ウイルスとの闘いの人類史

村上陽一郎

初めてヴィルスという言葉に出会ったのは、小学生のときでした。父親が病理の医師だったので、父からの耳学問だったはずです。しかし、実は、父はヴィルスという言葉は使いませんでした。戦前のことですから、外国語の使用には自ずから制限が加わっていたせいかもしれませんが、「濾過性病原体」という日本語でした。もともと、後に触れますが、〈virus〉という言葉は、ラテン語で「牛」を意味する〈vacca〉に由来し、当然ジェンナー（Edward Jenner, 1749~1823）が始めた「牛痘」と関連するわけですが、いずれにしても「濾過性病原体」などという日本語は、翻訳語ではなく、日本で造られた概念であり名称であることになります。

「濾過性」というのは、次のような事情があったからです。これも後で述べますが、病原体として種々の細菌類が認知されはじめるのは、コッホ以来のことです。その際、細菌類は、当時の顕微鏡でも確認できる程度の大きさのものが普通で、だからこそ、この時代に各種病原性の細菌が次々に発見されるのですが、これに比べて、そののち徐々に同定されることになるヴィルス類は、直径にして三桁ほど細菌類に比べて小さく、同定する際に使われる濾過装置を簡単に透過してしまうために、「濾過性」と形容されたのです。

ほどなくして、中学生の私は衝撃的な事実を学ぶことになります。それは、スタンリー（Wendell Stanley, 1904~71）という生化学者が、タバコモザイク病のヴィルス（ＴＭＶ）を単離しただけでなく、一九三五年に、結晶としてとりだすことが出来た、という話でした。つまりヴィルスは「生き物」ではなく、単なる化学物質だ、ということになります。それが、植物病とはいえ、病原体として感染を司るとは？

結局、今ヴィルスについてはっきりしていることは、生き物の根本的基本である細胞に徹底して寄生して初めて、生き物様の性質を示す、という点ですが、詳細は中村先生の論稿に委ねましょう。

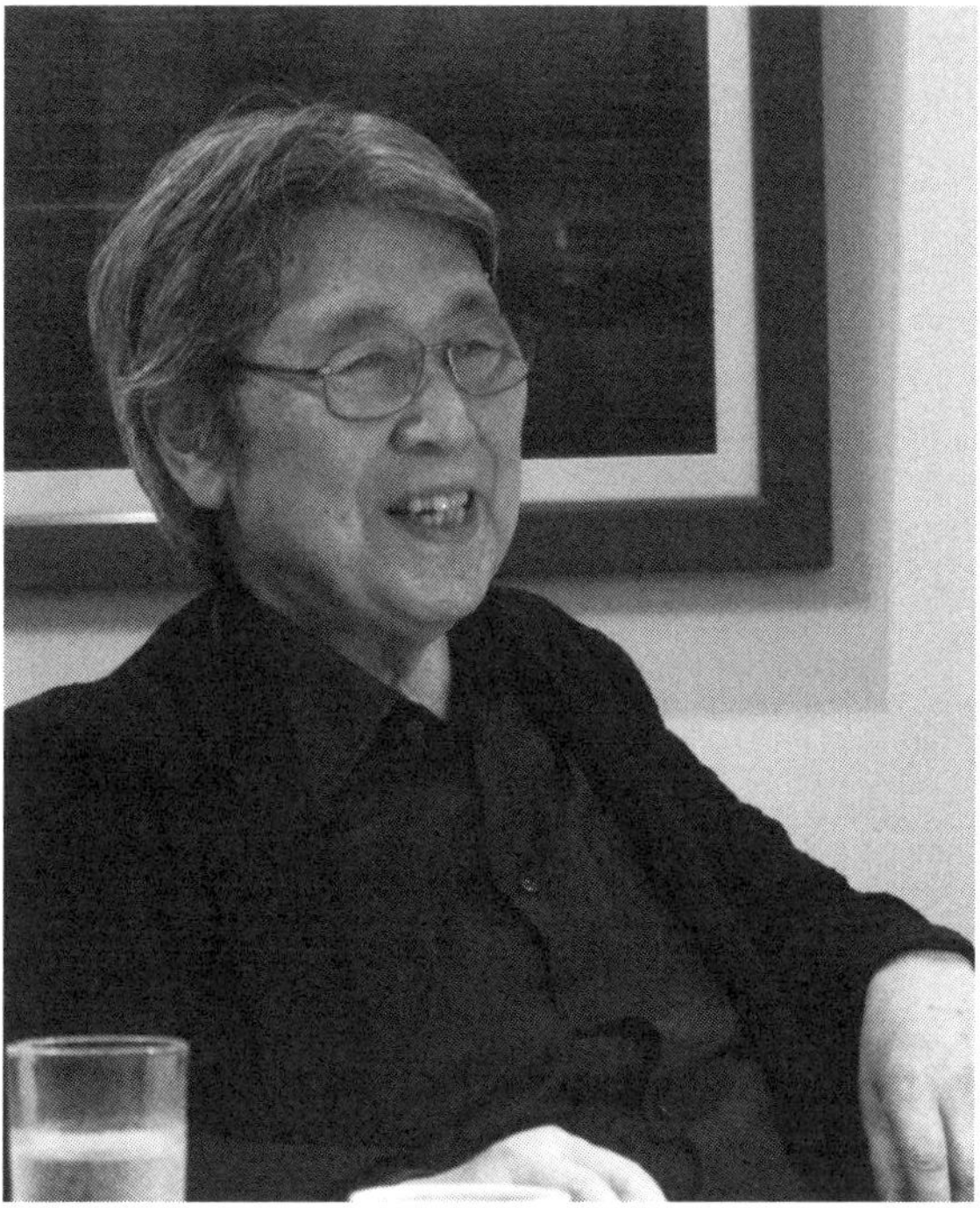

感染症の過去

遥か歴史時代の初めから、人間は、流行病についての知識を積み重ねてきました。例えば早くとも紀元前九世紀ころまで遡れる『旧約聖書』には、ヘブライ語で〈Zaraath〉とされる「病気」が頻繁に現れます。この語は、かつての日本語訳では、「癩」と訳されて来ました。今では「ツァラアト」のすべてがハンセン病ではないと考えられていますが、多くの場合、この病気に罹った人々は、社会から捨てられて、人里離れたところで辛うじて生を繋ぐ運命にあったようです。大作映画『ベンハー』では、主人公ベンハーの母親と妹が、この病気に罹り、深い谷間に隠れ住んでいる様が描かれました。

古代中国でも『史記』などに、「癘」という字が現れますが、漢音では〈rai〉もしくは〈rei〉と読むとのこと、「癩」と同じものと推定されています。日本の『書紀』でも「白癩」という言葉があって、ハンセン病を意味するとされます。「同牀すべからず」などの言葉が添えられていることからも判るように、人から人への「感染」が想定されていたことは確かでしょう。また「えやみ」という言葉も現れますが、これが「流行病」をさすと思われます。日本では、光明皇后が興福寺に施薬院、悲田院を建て、遺棄される運命にある病者を引きとって、食べさせ看護することを図った故事は、よく知られています。現在栃木県に、「山揚げ祭」という大きな行事があります。通常は悪疫退散を祈る祭りとして発足した、と理解されていますが、一説によると、悪疫の病者を山に遺棄する行為を「山揚げ」と称したともいわれます。こうした行為は全国に広がっていた、と考えられます。

要するに、何か悪いものが、人から人へと伝えられて、病気が蔓延する、という経験的知識が古くから各地にあったことは確かで、それが、病者の隔離、遺棄に繋がっていたと考えられます。私が『ペスト大流行』（岩波新書）という旧著で、多少詳しく扱った十四世紀ヨーロッパの「黒死病」でも、流行が始まって数年の間に、例えば東西交通の要路である港町ヴェネツィアでは、汚染地域から入港する船の乗員は、直ぐに上陸することは許されず、四十日間港外に泊め置かれる、という処置が始まっています。「四十」という語のラテン語〈quarantine〉は、今では、ヨーロッパのどの国の言葉でも、「検疫」あるいは「防疫」を意味するようになりました。またイタリア北部の中ほどにあるレッジョ・エミーリアでは、病者はすべて郊外に遺棄され、介護したものも、帰路、城壁の外に十日間留め置かれる、という法令ができ、違反したものは全財産の没収や、場合によっては焚刑などの極端な罰則が設けられました。今のヨーロッパなどで定められていて、怨嗟の的である「罰金」どころの騒ぎではなかったのです。ここでも、人から人へ、悪いものが伝わって流行が起こる、という認識は確かにあったことになります。

しかし、ここで強調しておかなければならないのは、医療界での理論的な場面では、病因論という点で全く発展はなかったという点です。当時最も人気のあった理論は、大まかに言って二つあります。一つは瘴気説というべきものです。「瘴気」とは、地中深くに伏在する悪い空気のことです。深井戸に蠟燭の灯りを下ろしていくと、途中で消えてしまいますし、そこに落ちた生き物はやがて死んでしまいます。地中深くに瘴気が澱んでいる証拠と考えられました。この瘴気が地震、火山の爆発、大水による地層の変化などの理由で、大気中に解放されたとき、人々はばたばたと死んでいくのだ、というのが瘴気説です。

もう一つの説は、占星術的な性格のものでした。この時期のヨーロッパに流行していた哲学に新プラトン主義があります。この哲学では、万物は四囲に向かって自己を流出（emanate）している、という原理を基礎としていました。地上の人間も、天上の天体も、皆そうなのです。天体の流出（emanatio）が地上の我々に届くと、我々の立場からすればそれは「流入」〈influentia〉ということになります。天界における星々の位置は刻刻変わりますが、それに伴って、地上への星々の流入角度も変化します。その状態が、占星術的に「悪い」とき、人々はその「影響」を受けて、斃死するのです。英語で「影響」を〈influence〉というのも、毎年流行するヴィルス病を「インフルエンザ」というのも、まさにここに由来します。

病因論として、人から人へ何か悪いものが伝わる、というときの「何か悪いもの」が明確に同定されるのは、実に一九世紀半ばになってからのことです。

病原微生物学の誕生

言うまでもなく、病原微生物学の創始者はコッホ（Robert Koch, 1843～1910）です。この時代漸く精度の改善された顕微鏡が使えるようになっていたことが決め手となり、人から人へ伝わる何か悪いものを、検鏡によって探し当てる可能性が生まれました。コッホはまさにこの手法で次々に病原体なるものを単離することに成功したのです。

その直前、ヨーロッパでは、画期的な出来事がありました。ハンガリー生まれ、ウィーンで活動した医師ゼンメルヴァイス（Ignaz Semmelweis,

1818〜65）が、産科病棟で、産褥熱での死亡を食い止めようと、病室に入る際には必ず手を消毒液で洗うよう、医療者に勧めたのです。彼は二つの病棟の一方の入り口に消毒液を置き、もう一方には、その処置をしない、という状況を造り、結果を見たのです。結果は歴然としていました。もっとも、この当時の医療界は、ゼンメルヴァイスのこの主張に全く耳を傾けないばかりか、むしろ嘲笑したようです。余計なことですが、世に容れられなかった彼は、精神に異常を来たし、病院に収容され、看護人とトラブルになり、殴られたのが元で亡くなるという、気の毒な生涯を終えました。

また、ほとんど同じころ、ヴィルヒョウ（Rudolf Virchow, 1821〜1902）が、社会医学とでも言うべき主張を引っ提げて登場していました。ちょうど産業革命が始まって、工場労働者が出現し、劣悪な労働環境と生活環境の中で、結核が蔓延し始めました。ヴィルヒョウは、こうした病気を治すのは、医師ではなく政治であり、社会環境を改善しなければ、対応はできない、という立場をとったのです。そして、寮の建物の間を適宜空けることで、日照を確保する、などの諸策を提案したのでした。社会医学、あるいは衛生学の初めと考えられます。

コッホの病原微生物学は、このヴィルヒョウのあとを追うように生まれたので、両派の間には軋轢が生じました。ヴィルヒョウ派の一人ペッテンコファー（Max Pettenkofer, 1818~1901）は、コッホ派の示したコレラ菌の培養液を飲んで見せたという逸話で知られていますが、日本からの留学生緒方正規（1853~1919）や森林太郎（1862~1922）ら、日本の衛生学の創始者たちの師でもありました。

コッホは、ある特定された病気の生物体からは、必ずある細菌を特定・単離できる、それを、生体に接種すれば元の病気と同じ症状を起こさせることができる、という原則を立て、この手続きの上で、幾つかの病原体を同定することに成功したのです。後に「コッホの四原則」と言われるものです。

ここに人類は、初めて、ある種の病気について、その原因である外から入り込む何ものかを、具体的に特定したことになります。

その結果は、巨大でした。先ず、感染の予防としては、同定された病原体を人体の中に入れないことに尽きる点が、明確になりました。ゼンメルヴァイスの出来事も、まさしく産褥熱の病原体を病棟内に持ち込まない、というこの原則の発展形とみなすことが出来ました。

今、感染を防ぐための色々な注意事項を守ろうとする生活様式を、「新日常」だとか、「新生活様式」と呼ぶようですが、むしろ、そうした事項の幾つかは、私が小学生であった戦前には、極当たり前に守られていました。電車に乗れば、少なくとも防御力の弱い子供は、吊革には触るな、車両の真ん中に立つポールも摑んではいけない、便所の前にはピンク色の昇汞水（面白いことに、私のＰＣのワードプロセッサーは、この単語を受け入れてくれません）を張った洗面器が常備されて、必ず手指を洗う、銭湯では他人のかけ湯のとばっちりは出来るだけ避ける、お金は触るな、数えるとき指を舐めるなどは論外、などと、親から厳しく注意されたものでした。今はこうした衛生観念が、少しなおざりにされるほど、社会全体が「清潔志向」になっているのではないでしょうか。

それはともかく、また治療法についても、大きな飛躍が生まれました。

感染症の治療

一旦罹ってしまった病者の命を、どうやって救うか。ここでも、理論に先立って、経験知による対応策が、組織化されないままに、各地で実行されていました。例えば中国では、天然痘に罹った人は二度と罹らないことが、経験知として蓄積されていました。勇敢な人々は、患者の膿などを使って、自己接種や、子供たちへの接種を行っていた、という記録が残されています。勿論それが新たな犠牲者を生んだこともあったに違いありませんが。日本でも、秋月藩（現福岡県）の緒方春朔（1748~1810）は、漢籍から学んだ事績を根拠に子供に天然痘患者の膿を植え付けるという実験を試みたことで知られています。一七八九年のことと言いますから、ジェンナーの牛痘実験（一七九六年）に先んじているわけです。いずれにしても、免疫という言葉も理論的根拠もないままに、人々は、免疫という現象についての知識と、その利用を試み始めていたことになります。先にも触れましたように、ジェンナーの牛痘から生まれた「ワクチン」という言葉が使われ始めるのも、間もなくのことでした。

抗原・抗体反応に基づく免疫療法の、感染症における基本は、ワクチンと血清療法です。ワクチンには、病原体を弱毒化させてそのまま接種する「生ワクチン」法と、病原体の毒性のある部分だけを取り出して接種する「不活化ワクチン」法に大別されます。最近は、遺伝子工学を利用した新しいワクチンの製造手段が開発されていて、三番目のワクチンがうまれつつあります。血清療法はコッホの弟子の一人ベーリンク（Emil von Behring, 1854~1917）が、ジフテリアで開発し、後には北里柴三郎（1852~1931）と共同で、破傷風でも成功した方法です。この場合は、病毒性の物質をウマに接種し、その血液を沈殿させて、上澄みとなった血清部分を、ヒトに利用するという方法でありました。

なお、細菌性の感染症対策としては、二〇世紀になって、数多くの抗生物質が開発され、著しい効果を上げてきたことは周知のとおりです。ただ、残念ながら、いわゆる抗生物質の殆どは、細菌対応であって、ヴィルスに直接効果を持つような抗生物質は、現在のところ僅かにヘルペスに効くとされるアシクロビル、あるいはＨＩＶにある程度の効果があるＡＺＴなど、数えるほどしかない状況です。ヴィルスが「生」き物でない以上、一般の「抗生」物質が効かないのは自然なことかもしれませんが。

ヴィルス感染症の概要

過去にヴィルス性感染症として知られてきたものには、天然痘、ポリオ、日本脳炎、狂犬病、黄熱、麻疹、水痘、各種肝炎、ラッサ熱、デング熱、エボラ熱、各種ヘルペス、インフルエンザなどがあります。これらの感染症に関しては、永年の努力の結果として、概ね終生免疫を得るだけのワクチンの開発に成功して来ました。天然痘に関しては、WHOが完全制圧を公表してすでに四十年ほどの時間が経ちます。インフルエンザは、終生免疫が得られないため、毎年ワクチン接種が行われることも周知のことでしょう。そのほかに、豚熱、牛熱、ニューカッスル病など、家畜の重要な感染症も、ヴィルス性のものです。これらは、基本的には、人間にレセプターがないため、ヒトには感染しないことになっています。しかし、例えば日本の養豚場で、一頭でも豚熱（俗称「豚コレラ」）が発生すると、周囲の養豚場の豚も含めて、一斉に殺処分するのが現状で、業者にとっても致命的とも言える結果ですし、資源の上からも、大きな損失です。ワクチンは開発されていますから、接種を大々的に実行するという方向に舵を切るべきだと思います。

人間の話に戻ると、二〇世紀も半ばになって、新しいヴィルス性感染症が世界を驚かせました。ＨＩＶ、つまりエイズの病原体ヴィルスの発見です。エイズは、基本的には性感染症（血液、体液にヴィルスが存在するので）で、ヒト－ヒト感染を防ぐ方法は、ある意味では簡単なのですが、血液製剤の一部にヴィルスが混入していたために、所謂「無辜感染」者が多発して社会問題にもなりました。このＨＩＶが新興感染症のきっかけで、二一世紀になって、二〇〇三年のＳＡＲＳ、二〇〇一二年のＭＥＲＳ、そして二〇一九年暮れに始まった今回のＣＯＶＩＤ―19ということになります。この三つは、どれも人獣共通感染症で、コロナ・ヴィルスによるものです。ＳＡＲＳはSevere Acute Respiratory Syndrome の略語で、直訳すれば「激甚急性呼吸器系症候群」ということになりましょうか。ヒトへの直前の感染源としては、ハクビシンやコウモリなどが挙げられて来ました。感染率はそれほど高くはなく、しかし死亡率は一〇パーセントを超える程度であったようです。今では、世界的には終息しているとみられています。ＭＥＲＳの方は、Middle East Respiratory Syndrome で、文字通り中東に発し、直接の感染源はラクダであったと言われています。感染率は、これも甚大ではありませんが、死亡率はある統計によれば二〇パーセントに達するとのこと、今でもカタール周辺を中心に、風土病のような形で残っているようですが、幸いなことにパンデミックにはなっていません。なお〈pandemic〉という言葉は、今回のヴィルス禍ですっかり普及しましたが、〈pan + demos〉つまり「大衆の間に＋広く」という意味で造られたことばです。この二つの新興感染症は、HIVでもそうでしたが、もともと、すでに述べたように、動物の間に保因者がいて、それが何かの機会に、ヒトを宿主とするようになったものと考えられています。

COVID—19に関しては、先輩の二つのコロナ・ヴィルスとは少し違うところが見られます。それは、感染率は遥かに高く、死亡率はそれほどでもない、という点です。死亡率については、地域による差異もあって、未だ確実なことは言えませんが、平均すれば三パーセント前後ということになるのでしょうか。この二つの特性は、パンデミックになるべき賢明な戦略を備えていると言えましょう。ラッサ熱ヴィルスのように、死亡率が極端に高いと、ヴィルスの宿主である病者は、ヴィルスを他者に感染させる前に死んでしまうので、パンデミックにはなり難いと言えるからです。その点COVID—19は、自らの拡散が非常に有利に機能するだけの戦力を備えていると言えます。

なお、SARSもMERSも、ワクチンは出来ていませんし、通常の対症療法以外に、有効な治療法も開発されてきていません。

なお、コロナ・ヴィルスは、RNA系ヴィルスとされています。RNA系のヴィルスは、DNA系に比べて、自己複製の際の誤転写を防ぐ機能が貧しいので、変異が起り易いというのが定説ですが、コロナ・ヴィルスはその点では、やや異質で、誤転写を修正する機能をある程度持つのでは、と考えられているようです。大体三万程度の塩基で出来ているとのことですが、それでも一年間にその〇・〇一パーセント程度の変異は起こり得る、との推測があるようです。すでにヨーロッパ型、アジア型など幾種類かの異型があるという報告もあります。

再びがん研究とウイルス

村上　さて、私は、「ウイルスとは何か」という問いに正面から答える資格がない人間です。むしろ、中村先生にお伺いしたい疑問がたくさんあります。暫くは、私の問いかけを中心に進めさせて下さいませんか。

たまたま私は、比較的最近、また一つ別の原発巣でがんが見つかり、がんを二つ抱えてどうしようかと思っているところです。私の記憶では、蓮見喜一郎さんががんのウイルス説を唱えましたが、これはトンデモ医学であるとさんざん叩かれました。ワクチンも造られ、いまでもあのワクチンには信奉者がいて、実際に医療として使っている病院もありますね。ただ少なくとも一時は、蓮見さんのがんウイルス説とワクチンは、およそトンデモ論だということになっていました。また今のお話に出てきたアメリカの「がんとの戦い」プロジェクトは、歴史家が見るとまったく実りがなかったという評価なのですが、中村先生、どうでしょうか。

中村　実りがなかったということではありません。「がんとの戦い」の前のプロジェクトはアポロ計画で、月に着くという目的を掲げ、六九年に見事に達成しました。大成功です。しかしアポロ計画で市民に何が還元されたかという問いが出ました。

村上　確かに、人類が月面に到達したからって、「So what ?（だから、どうした）」ですね。

中村　アポロ計画で使用された技術でテフロンのフライパンができた、

と揶揄ぎみに言われ、役に立つプロジェクトとして、「がんとの戦い」を立案したのです。日本も、一九八四年、中曽根首相のときに、「対がん一〇カ年総合戦略」を立ち上げます。一〇カ年でがんが治るようになるとは誰も思っていないけれど、一つの区切りです。もちろん一〇年でがんは克服されませんでした。ただそれから約五〇年たって回顧すると、がんの知識、治療法などの進歩は大きいです。さらには免疫・発生・脳・進化など生命科学全般を進めました。ゲノム計画にも繋がっています。アポロ計画とはプロジェクトの形が違うのです。今の学問のベースになっていることを、認めなければいけないと思います。

村上　とても大事なことがわかりました。それと、教訓みたいなものを二つ感じました。一つは、がんというのは、やはり人間にとってかなり深刻な病気だということです。もう一つは、病原性のかなりの部分を、ある種のウイルスが占めていることです。

中村　がんは遺伝子の変異ですが、直接ウイルス感染で起きるものは多くなく、生活習慣病に位置づけられます。

村上　感染症ではないと妥協したんですね。すべてのがんがウイルスの感染によって直接的に起こるわけではないにしても、どうなんでしょう。

中村　肉腫を起こすウイルスにがん原遺伝子を持っていたのですから、ウイルスをそういうものとして理解することは、あってしかるべきだと思います。蓮見先生の感覚とはやはり違うことになります。ワクチンというアプローチは見直されている面もありますが。

村上　そうなんですか。

ウイルスと生き物の根本的関係

村上　それと、生き物と常に共に存在してきたウイルスと、生き物との根本的な関係が気になります。ウイルスは遺伝子ですから、生き物がいないとどうにもなりません。人間ばかりではなく、深刻なケース、深刻でないケースも含めて、ウイルスと生き物の関係をいろいろな形で考える必要があると思います。ウイルス感染症について、家畜の場合は、牛熱、豚熱、口蹄疫などではかなり深刻な例も出ています。今回のCOVID‐19は、どうやら出発点はコウモリらしいと聞いています。

中村　コウモリ由来というのは、まず間違いなさそうです。中間にセンザンコウがいるというのは、確認されていませんが。

村上　そういう点でいえば、人間にも感染し、かつ他の生き物にも感染する病原体は、人間の歴史を考えるうえで、重要なファクターなのではないでしょうか。

感染症の歴史で、ウイルスが最初に問題になったのは、タバコモザイク病ウイルスですよね。ウェンデル・スタンリーがタバコモザイク病ウイルスの結晶化に成功したのは、衝撃的でした。

中村　ウイルスは生き物かなと思っていたら、結晶化したので、衝撃的でした。

村上　中村先生は先ほど、ウイルスは生き物か、生き物ではないのかという問題を取り上げると収まりがつかないとおっしゃって、少し観点をずらしてお話しくださいました。ウイルスが生き物か、生き物ではないかは、ウイルスを考えるための非常に大事な視点ですが、逆から言うと、では生き物とは何なのか、という問題に突き当たります。

生き物であれば、代謝をする、自己複写をする、進化をする、という議論になります。ウイルスには、ダーウィン的進化はあるでしょうか。例えば、エボラ熱のウイルスは、宿主をあまりにも見事に殺してしまうために、自分自身もあまり展開できない、という限界を持っています。つまりエボラ熱ウイルスは、ウイルスの戦略としてはあまり上手ではない。それに対して新型コロナウイルスは賢いですね。私は最初からそう思っていました。こんなに賢いウイルスは珍しいなと思ったぐらいです。そういう意味で言うと、エボラ熱のウイルスはいずれ淘汰されるでしょうか。

中村 わかりません。天然痘やポリオのように人間だけに感染するウイルスの根絶の例はありますが、他の動物も関わると難しいでしょう。淘汰されるか、ぎりぎりのところに来たときに、ひょいと変異するかもしれません。ウイルスというのはとても変わりやすいので、その可能性があります。

村上 そう、それがありますね。ウイルスは簡単に異型をつくりますからね。

中村 ウイルスを擬人化するのはどうかと思いますが、ウイルスは危機に陥ると、ひょいと変わるように、我々からは見えます。危機を感じて変異したと思わせる。

村上 ある程度控えめな死亡率で済ませるようなエボラ熱ウイルスが現れるかもしれません。ところで、生き物の定義は、代謝、自己複写、進化、それになんだったでしょうか。

中村 「膜で包まれている」です。

村上 その定義は、今でも通用しますか。

中村　そうですね。中にＤＮＡが入った細胞があるのが、地球上の生き物たちの姿ですね。自分だけでは自己複製できないウイルスは、生き物とはいえない。ただ、ウイルスは、少なくとも遺伝情報を持っているので、「遺伝子そのもの」だと私は考えているのです。生き物ではありません。

村上　常識的な意味では、生き物の中に入れにくいところがあるわけですね。

細菌性感染症との戦い

村上　我々が感染症の病原微生物学を手に入れる前に、既に検疫による感染症予防対策を、実は現実化していました。人間は不思議なもので、病原微生物学が全く存在しない時代に、既に隔離という概念をきちんと確立していたのです。すでに一四世紀、ヨーロッパでペスト（黒死病）が猖獗を極めた時、「四〇日」（クワランティーン、Quarantine）という言葉が「検疫」を意味し、汚染地域から来た船は港外に四〇日間つなぎとめられました。

中村 病原体とは思わなくとも、何かがあると思っていたのですか。

村上 それに関してはいろいろありました。バジリスク伝説というものがあって、視線を合わせると目から何かが出てきて、うつると考えられました。だから目と目を合わせることはタブーでした。

ヴェネツィアがクワランティーンをやって、それからエミリアという北イタリアの町では、ペストの患者を全員郊外に放り捨てました。それから、言葉はいいのですが、「神様に任せる」です。患者を捨てに行った係員も、一〇日間町に入ることができませんでした。破ると、財産を没収されたり、場合によっては死刑になりました。一四世紀には既にこのようにすさまじい罰則まで設けて隔離政策が堂々と行われていました。

ウイルス性感染症との戦い

村上 感染症対策としてのワクチンは、多く開発されてきましたが、克服できていないウイルス感染症の代表はインフルエンザです。インフルエンザは毎年異型が出て、毎年更新されるワクチンも、効くか効かないかわかりません。

中村 しかもインフルエンザ・ワクチンの場合、免疫を保持している期間が短い。数カ月しか効かない。はしかのワクチンの場合は、おおむね終生免疫を獲得します。

村上　インフルエンザはワクチンでも終身免疫ができないので、まだ克服できていません。その上、一九八〇年代から、世界的にＨＩＶが、最も厄介なウイルスとして姿を現してきました。

その後、二一世紀に入ってＳＡＲＳ、ＭＥＲＳがアウトブレイクしました。どちらも先ほど中村先生がおっしゃったＲＮＡ型のコロナウイルスです。

ＷＨＯ前事務局長マーガレット・チャンさんは、たしか在任時の二〇一三年、つまりＭＥＲＳ流行の直後に、これからはコロナウイルスが、繰り返しパンデミックに近い形で人類を襲うかもしれない、と警告を発していました。今から考えると、大変な先見の明があったと思います。しかしそれに誰も十分に応えてこなかった。

京都府立大学の塚本康浩先生は、ダチョウの抗体を使ったマスクを開発しました。またアビガンも含めた治療薬承認の治験をおこない、RNA型のコロナウイルスがつくり出す病気に対する何らかの対抗療法を試みてきたことは間違いないですが、それが今のところ実っていません。特にMERSもSARSも、結局ワクチンは完成していません。新型コロナウイルスのワクチンについて、安倍首相（当時）はアメリカのファイザー社と組んで年内にワクチンの接種を開始したいと期待しているようですが。またイギリスのオックスフォード大学が、ワクチン開発では一歩リードしているようですね。開発できればそれに越したことはありません。

二一世紀の人とウイルスとの闘いは、コロナウイルスが中心ですが、同時に鳥インフルエンザや新型インフルエンザのように、家禽や豚との人獣共通感染症も怖いし、口蹄疫のような家畜のウイルス感染症も、社会経済的に甚大なダメージを与えます。

中村　そうですね。家畜、家禽にインフルエンザや口蹄疫が広がると、感染の可能性のある全量を殺処分します。ですから、殺さないで済むようになんとかしたい。「一〇万頭殺処分にしました」などと言われると、とても気持ちが重くなります。

村上　畜産業者が、一羽、一頭感染が出たからと言って、感染を公表したくない気持ちもよくわかります。二一世紀に入って、人と病原微生物、病原ウイルスとの闘いは、新しい形になってきたと思います。

中村　感染症との戦いの歴史をお話しくださり、ありがとうございました。ジェンナーのワクチンは例外的で、一九世紀までの感染症との戦いはバクテリア、細菌との戦いでした。ウイルスは「濾過性病原体」といって、当時の技術ではつかまえることができませんでした。コッホや北里の時代まではそうだったのです。

村上　野口英世が黄熱の病原体を見つけたというのも、誤りでした。当時の性能の検鏡でみつかるはずのないものでしたから。

中村　感染症には結核菌やコレラ菌などバクテリア、細菌性のものと、ウイルス性のものがあります。研究の側から言うと、バクテリアは顕微鏡でもよく見えるので、ずっと研究されてきたし、しかも抗生物質が発見され、よく効いたので、細菌性感染症の歴史は学問として明確に示すことができます。ところがウイルス性の方は、性能の高くなった顕微鏡での観察も含めて、まさに今研究中であり、いまだにわからないことが多いのです。

村上　大体平均的な大きさを比べても、三桁ほどウイルスの方が小さいですから。そういう意味では、細菌性感染症でわかったことを応用し、わからないなりに免疫系のワクチンをつくったり、血清をつくったりして闘ってきたのが、そのウイルス感染症との戦いの出発点ですよね。

中村　感染症研究の歴史のメインは細菌ですね。

村上　コッホの原則にしたがうなら、ウイルスを単離して、感受性のある動物に感染させ、病巣からその病原体ウイルスを検出するという研究方法になりますね。

中村　コッホの原則は細菌を念頭に説かれたもので、ウイルスを対象にこれをできるようになったのは、随分後になってからのことです。当時は細菌濾過器を通過する「濾過性病原体」と呼ばれて、直接とらえることができず、わけがわからないなりに研究が行われましたが、流れとしてはうまくいったと思います。

感染性病原体という場合には、細菌とウイルスの違いを念頭に考えることですね。他にマラリアは原虫ですし、菌類もありますから。

ウイルスを観察しているのは誰か

西垣 通

ウイルスとコンピュータウイルスの違い

最近、ときどき奇妙な質問をうけるんですよ。「ウイルスとコンピュータウイルスはどう違うんですか？」といった類で、エッとこちらが驚いてしまいます。ウイルスと細菌の相違についてなら、「ウイルスは細菌よりずっと小さいし、細胞の中でないと生きられない。独立に生きられる細菌と違って、寄生的に生きている存在なんだね」などと答えられるのですが、ウイルスとコンピュータウイルスとなるとまったく別ものですから……しかし、相手はなかなか納得しないんですね。

言うまでもありませんが、コンピュータウイルスとは、コンピュータの中で動くプログラム、つまり0／1のデジタル情報のことで、生き物ではありません。でも、無断で宿主の内部に忍び込んで、悪さをする寄生的な存在という点では、ウイルスと共通点があります。悪さをすると言っても、本物のウイルスの中には宿主にとって良いことをするものもいるらしいのですが、コンピュータウイルスは、今の新型コロナウイルス（ＳＡＲＳ－ＣｏＶ－２）と同様、悪影響を及ぼすものが大半です。大事な情報を盗み

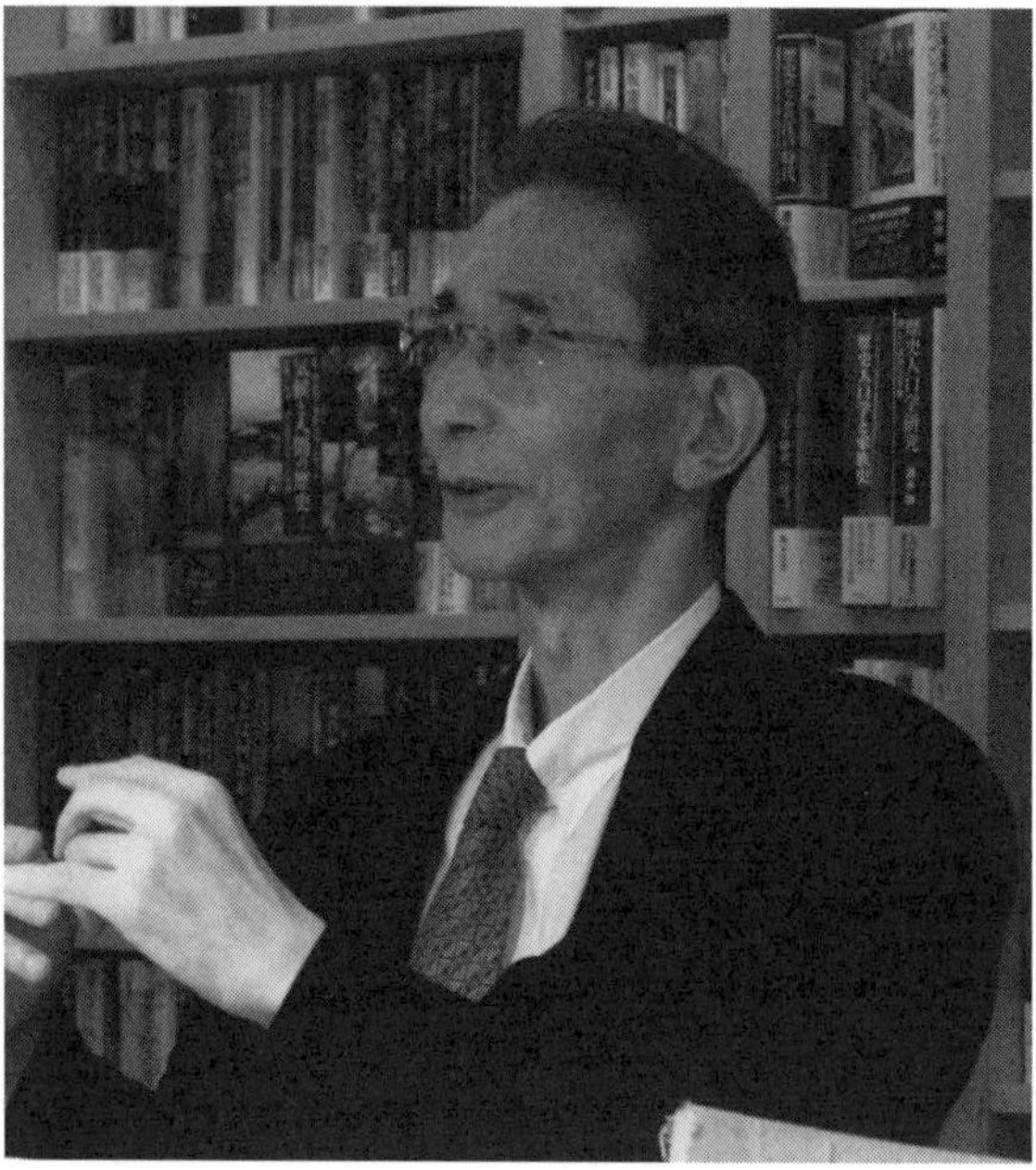

出したり、コンピュータを作動不能にしたり、突然おかしな情報を表示したりします。コンピュータの設計者、プログラマ、ユーザにとって、まことに厄介な存在という他ありません。問題は、相手の正体が不明で、作動が予測できないことなのです。

その意味では、本物のウイルスも同じです。今、新型コロナウイルスの遺伝子配列を世界中の研究者が一生懸命に調べていますが、それがいかなる条件のとき感染者にいかなる打撃を与えるのか、分からないことばかりだそうです。しかし、ウイルスとコンピュータウイルスとでは、その「分からなさ」に本質的な相違があるのではないでしょうか。

コンピュータウイルスは所詮、誰かがつくったプログラムで、論理記号の塊ですから、順序を踏んで論理を追っていけば、その作動は原理的には分析可能です。むろん、現実には複雑すぎて分析が事実上困難なことも多いでしょうが、一瞬先に全く新たな論理をつくり出し、とんでもない作動をする、などということはありません。一方、生きたウイルスはというと、一瞬先に変異して作動を変えてしまう、ということも十分ありえます。そこが、自律的な生き物と他律的な機械（人工物）との根本的な相違なのです。自律的というのは、自分がしたがう作動ルールを自分で決める、という性質のことです。情報システム論からいうと、徹底してそれができるのは生物だけ、ということになります。ですから、コンピュータウイルスよりも本物のウイルスのほうが恐ろしいのです。実際、いまわれわれが恐れているのは、感染力は強いけれども弱毒性と言われる現在の新型コロナウイルスが、突然、強毒性に変異し、一挙に襲いかかってくることなのです。

とはいえ、こういう意見には反対の声もあがるでしょう。生きたウイルスも一定の明確な秩序法則にしたがう存在で、たとえ今は不明な部分があるにせよ、それを究めていくのが科学的研究だ、という議論です。新型コロナウイルスにしても、いかなる条件のもとでいかなる変異をするか、という「変異ルール」は予め厳密に決まっているはずで、それさえ解明されれば対処できる、というわけです。確かに、ウイルスの現在の作動ルールだけではなくて、変異ルールまで人間が解明できたとすれば、それが偉大な発見であるのは間違いありません。そういう研究自体は実にすばらしいのですが、その一方で、生きたウイルスに関してそういう問いを発している人間もまた生き物であるという、謙虚な自覚をもつこともまた大切ではないでしょうか。

世界／宇宙には、（神がつくったか否かはともかく）何らかの厳密な秩序法則が存在し、それを正確に究明していくのが科学者の使命だという信念をもつことは構わないとしても、同時に、つねに問いを発し、やがて覆される仮説を永遠につくり続ける不完全な存在が人間だ、という視点も忘れてはならないでしょう。大切なのは、世界／宇宙の中の対象を眺め、分析している当事者は一体誰なのか、という自覚なのです。われわれは神のように俯瞰的に、透明に万物を見ることはできません。あくまで人間という、多様な利害関係の絡んだフィルターを通してしか、対象を観察できないのです。とりわけ対象が、星や岩石などの物質ならともかく、生き物やその内面（心）などの場合は、よくよく注意が肝心です。測定データの計算と論理操作だけで対象を正確に分析できるというのは、研究者の勝手な思い込みに過ぎないことはよくあります。

なぜかというと、知ろうとする対象の状態が、当事者の知る行為そのものによって変わってしまうことも少なくないからです。これは「観察者効果（observer effect）」といって、かつてハイゼンベルクが不確定性原理とよんだものが有名です。微粒子の位置と運動量をともに正確に測定することは不可能だ、という主張は、世界／宇宙を透明に観察し記述できるという一九世紀古典力学の信念を打ち砕きました。人知の限界を示唆する観察者効果は、測定器具がもたらす誤差とともに、科学的な研究のいたるところに潜んでいます。要するに、神のような絶対知の獲得など、人間には不可能なのです。むしろ、分からなさや不透明性という限界をふまえて対象に働きかけ、対象との相互作用のなかで人間にとっていかに有用な情報をえるか、という点に努力を注ぐべきなのです。

感染者を見つけるには

新型コロナウイルスという対象を、我々はいかに認知できるでしょうか。

感染者発見を例にとりましょう。「一体誰が感染しているのかを広汎に検査し、感染者を隔離すれば問題は解決する、あとは非感染者が自由に経済活動をすればいい」という主張をマスコミでよく耳にします。ですが、そもそも、絶対正確に感染者を見出す検査法など存在しないのです。

お二人の先生方はむろんご承知だと思いますが、ここで整理しておきましょう。新型コロナウイルス感染に関して知られている検査法には、三つあります。抗原検査、ＰＣＲ（ポリメラーゼ連鎖反応）検査、抗体検査です。抗原検査は、対象者の鼻の奥などから採集した検体液中にあるウイルスのタンパク質の有無を検査するもので、検査後三〇分ほどで容易に結果がわかります。次にＰＣＲ検査は、検体液中のＲＮＡウイルスをＤＮＡに転写し増幅して検査するので、専用の機器と分析技術が必要で、結果がわかるまでに数時間から数日、場合によっては数週間かかってしまいます。いずれも、検体を採集するときに対象者が咳きこんで飛沫がかかり、検査者が感染する危険を覚悟しなくてはなりません。簡便性という点では、抗体検査がもっとも優れています。これは少量の血液を対象者から採集して調べるもので、数分で検査結果がわかるからです。

ですが、対象者の感染の有無を判定するためには、抗体検査はほとんど役に立たないんです。なぜなら、抗体というのは、体内に入ったウイルスに抵抗してできるＩｇＭ抗体やＩｇＧ抗体などを指すのですが、これらが体内でできるためには感染してから一〜三週間くらいかかり、感染したばかりの対象者の血液からは検出できないからです。つまり、抗体検査というのは、ある集団の現在までの感染状況のありさまを調べるための検査であって、感染者を現時点で検出するための検査ではないのです。

ですから、個別対象者の感染の有無を調べるには、抗原検査かＰＣＲ検査しか使用できません。しかしそもそも、検査結果が陽性のとき、対象者は本当に感染者なのでしょうか。また一方、陰性のとき本当に非感染者なのでしょうか。検査結果の正しさを問わなくてはなりません。

ここで感度（sensitivity）と特異度（specificity）という概念が登場します。感度とは感染者が陽性となる確率で、特異度とは非感染者が陰性となる確率のことです。いま、一〇〇〇人が検査を受けたとして、中に感染者が一〇人、非感染者が九九〇人いたと仮定しましょう。感度が七〇％なら、陰性と判定された人々のなかに偽陰性者（感染しているのに陰性と誤判定された人）が約三人いることになります。特異度が九九％なら、陽性と判定された人々のなかに偽陽性者（感染していないのに陽性と誤判定された人）が約一〇人いることになります。

さて、検査方法から推定されるように、抗原検査はＰＣＲ検査より簡便ですが、感度が低く特異度は高くなります。つまり、抗原検査で陽性と判定されたら、偽陽性の可能性は小さいので、すぐさま隔離するといった措置をとれるのです。でも、陰性と判定されても偽陰性の可能性がかなりあるので、感染していないとは断言できません。もっと感度の高いＰＣＲ検査を受けて陰性にならないかぎり、非感染者と見なすわけにはいかないのです。

結局、対象集団の中で圧倒的に非感染者が多い場合、その中から感染者を探し出すには、ほぼ全員に抗原検査だけでなく、ＰＣＲ検査をしなければならないことになります。それだけではありません。聞いたところでは、ＰＣＲ検査の感度もそれほど高くないらしく、だいたい六〇～七〇％くらいらしいのです。ウイルスの数は感染後、時間経過とともに増減するので、検査をすりぬける可能性もあるからです。このように、感染者を正確に見出す作業は、なかなか難しいのです。偽陽性者の隔離は人権問題ですが、何回か検査を繰り返せばかならず陰性となって解放されるでしょう。問題は、偽陰性者です。検査で陰性だった無症状の感染者が、知らないうちに周囲にウイルスをばらまく可能性は少なくないのです。これらの諸点を十分考慮して、疫病対策を立てなくてはなりません。

為政者と専門家のギャップ

一時収まったかに見えたコロナ禍ですが、この座談会当日二〇二〇年七月下旬の時点では、第二波が襲来したという噂が高くなっています。確かにマスコミの報道では、七月から東京を中心に新規の感染者数が増大しています。あの数値をいかに解釈すべきでしょうか。感染者数といいますが、実は「ＰＣＲ検査でえられた陽性者数」のことではないのでしょうか。それなら、データはＰＣＲ検査を実施した対象者集団とその規模（集団のメンバー数）に依存するはずです。

われわれが本当に知りたいのは、感染者数よりむしろ感染率（人口あたりの平均感染者数）です。ですが、真の感染率を求めるには、症状によらずランダム・サンプリングを行なって検査しなくてはなりません。つまり、地域、年齢、持病、性別、喫煙率など、感染に影響する諸因子を抽出し、偏らないように工夫して、対象者を選び、検査するのです。それで初めて統計的に意味のある感染率の推測値を計算できるのです。しかし、もし、クラスター感染が疑われる場所（たとえば接客飲食店など）の集団を選んで全員を検査し、陽性者と濃厚接触した人間を追跡して症状によらず検査するといった作業を繰り返すなら、えられたデータは真の感染率とあまり関係がなくなります。検査実施数の増大とともに新規感染者数が上昇していくのは当然でしょう。

今年初めにコロナ禍が襲来し、ダイヤモンド・プリンセス号が停泊していた頃、諸外国とくらべて日本にはＰＣＲ検査をおこなう機器や人材が少なすぎると批判されました。保健所の数を減らしたことが一因だったとも言われています。それでこの点を改善し、一時は一日当たり数百件だった検査数を、数千件以上にまで増やしたようです。しかし、日本の人口は一億をこえるのですから、これで十分とはとても言えません。当初、ＰＣＲ検査体制も医療体制もあまりに不十分で、感染者が押し寄せたらたちまち医療崩壊するため、検査数自体を抑制せざるを得なかった、という事情はわかります。しかしそれなら、為政者（政治家や官僚）は我々一般の国民に正直にそう説明し、すぐさまＰＣＲ検査体制と感染者用医療体制の急速な充実拡大に邁進すればよかったのです。現実の対策はどうだったのでしょうか。

コロナ禍をめぐって為政者から日々発信されるメッセージは、私には意味がよくわかりません。新規感染者数ばかり公表しても、国民は翻弄されるばかりです。以前、「対人接触率を八〇％削減せよ」というメッセージが国民に届けられました。けれど、そんな抽象的なことを言われても、我々は具体的な生活で何をすればよいのでしょうか。

いったいなぜこの数字が出てきたのかといえば、どうやら専門家（医学研究者）からの助言（意見）がもとになっているようです。疫学でいう実効再生産数（ある集団で、現時点において、一人の感染者が何人に感染させるかという平均人数）を二・五から〇・五に減らすべきだ、という内容だったようです。実効再生産数が一・〇以上なら感染者は増大する一方ですし、接触率を八〇%削減すれば確かに実効再生産数は〇・五となるから、方針自体は論理的には正しいのです。この結論にいたるまでには、多くの前提条件があって、専門家はその仮定のもとに科学的な助言をおこなったはずです。しかし、為政者はそういう数学モデルの構造を理解した上で、メッセージを発信したのでしょうか。仮定を飛ばして、結果だけを棒読みしたのではないでしょうか。同じ専門家の参考意見のなかに、「日本の死者が四二万人になる」という予測もあったといいます。公表された各国の感染者と死亡者の数をくらべると、死亡率（重症化率）はだいたい五%弱です。とすると、四二万人の死者ということは、少なくとも八四〇万人、およそ一千万人の患者が日本列島にあふれるという計算になります。いったいそれだけの患者を、どこの病院が隔離し収容できるというのでしょうか。東京でも、病床数はたかだか数千くらいが限界なのに。

つまり、こういうことです。専門家の言葉は、あくまで抽象理論と（かなり不完全な）データにもとづく科学的仮説にすぎず、論理的には正しくても、直接そのまま具体的な対策に結びつくものではない、ということです。参考意見の一部を「専門家がこう言っている」と国民に丸投げするのは、対策決定権限をもつ為政者の責任回避でしょう。専門家の科学的な助言をいったん受けとめ、もとになる理論の基本的前提をおおむね理解し、ワンクッションおいてから、実現可能な具体的対策を練りあげて国民に伝えてもらいたいのです。そうすれば、専門家チームの協力する為政者に対して、国民の信頼度は高まっていきます。

ただしこれは、あくまで理想です。実際には、為政者も専門家も、それぞれの問題でとても忙しいでしょう。そうすると、せめて必要不可欠なのは、為政者と専門家とのギャップを熟知し、両者をむすぶ教養をそなえた媒介者の知性ということになります。今回のコロナ禍を通じて私は、そういう知性が現在の日本には極端に不足しているという印象を受けました。だから、いまの日本は混迷状態にあるのです。

はたして為政者たちは、抗原検査とＰＣＲ検査と抗体検査、それぞれのもつ常識的な特徴を、きちんと理解しているのでしょうか。「抗体検査の費用なら公費で払うから、陰性の人は自由に観光旅行してほしい」などと、平気で言う政治家もいたと聞きます。繰り返しになりますが、簡便な抗体検査では、個別対象者の感染の有無はわかりません。こんなお寒い状況では、われわれ一般国民は不安におののくばかりです。

希望もある

暗いことばかりお話ししてしまいました。でも、コロナ禍について希望の光もないわけではないのです。私の専門分野が医学から遠いせいもあって、それほど詳細な情報は入ってこないのですが、各国の公表データを比べると、日本をふくむ東アジアと、ヨーロッパやアメリカ大陸とでは、明確な違いがあることに気づきます。

前述のように、感染者数のデータそのものは、無症状でも検査で陽性だった者も入っているし、検査のやり方に大きく依存することから、それほど信用できません。しかし、死亡者数のデータとなると、大きなゴマカシはできないので、かなり信用できます。七月下旬の現在、新型コロナウイルスのもたらした死亡者数は世界中で七〇万人くらいです。世界人口は七〇〜八〇億人ですから、約一万人のうち一人が犠牲になったことになります。一方、日本の死亡者数の累計は一〇〇〇人くらいです。日本の人口はおよそ一億二千万ですから、死亡者の数は約十万人のうち一人ということになります。つまり、日本におけるコロナ禍の犠牲者は、世界全体の平均値より、およそ一桁少ないのです。

これは不思議な現象ではないでしょうか。日本、とくに首都圏は、世界の水準でみると異常なほどの過密空間です。高齢者の数も非常に多い。さらに、今年の一月下旬には春節で何十万人もの中国人観光客が日本を訪れました。ちょうどこの頃、中国では武漢を中心に新型コロナウイルスによる感染者が急増していたのですが、日本政府はオリンピック開催への配慮があったのか、しばらく入国禁止といった措置をとりませんでした。われわれ首都圏の住人の多くは、今年の前半、すでに新型コロナウイルスの洗礼をうけていたと考えられるのです。これほどの悪条件がそろえば、首都圏の高齢者をはじめ、たくさんの死亡者が出ないほうがおかしいでしょう。それなのに一体なぜ、犠牲者の数はこんなに少ないのでしょうか。

日本人は清潔好きで、マスクもつけるし、自粛の習慣もあるといった、文化的特性をあげる意見もあります（はたしてこれを「民度」と呼べるかどうかは別問題なのですが）。しかし、少なくともそれが決定的原因でないのは、日本だけでなく、東アジア諸国の公表する死亡者数が、いずれも世界の平均よりはるかに少ないからです。それどころか、アジアの中では日本の死亡率は高いほうなのです。東南アジアにはおそらく、日本人ほど清潔保持に神経質でない人々が多いはずなのに。

おそらくそこには、医学的／遺伝学的な原因があるのではないでしょうか。――ここで、多少粗っぽい議論をさせて頂きたいと思います。人口当たりの死亡者数のもとになる変数として、曝露率、発症率、死亡率の三つをあげることができます。曝露率とは、人口のうちウイルスにさらされる人々の割合です。発症率とは、曝露された人々のうち発症する人々の割合です。そして死亡率とは、発症した人々のうち重症化し死亡する人々の割合です。さて、まず曝露率については、各国の都市部でそれほど大差はないでしょう。少なくとも国土の狭い日本の曝露率が低いとは考えられません。とくに首都圏ではかなり高く、三割くらいでしょうか。次に死亡率ですが、これは感染者数のなかの死亡者数の割合で近似すると、どの国もだいたい五%内外だと言われます。とすれば、国ごとの死亡者数の大小を決める要因は、発症率しかありません。以上から類推すると、つまり、日本など東アジアの人々は、ウイルスにさらされても発症せず、無症状やごく軽症ですむ可能性が他の諸国の人々より圧倒的に大きいと考えられるのです。

このことは、アジアの多くの人々が、新型コロナウイルスについてすでに免疫機能を持っていることを示唆しています。とすれば、世界全体の状況を無視してはいけないにせよ、われわれはそれほど戦々恐々と暮らすまでもないのではないでしょうか。

この議論については、「いや、これまでの抗体検査の結果によると、陽性はみな一%以下だ」という反論の声があがるかもしれません。ですが、抗体検査とはある特定のウイルスに感染して獲得した免疫を調査するもので、このほかに、より広範囲なウイルスを退治する自然免疫もあることを忘れてはなりません。東アジアの大半の人々には生まれつき、あるいは生活体験から、新型コロナウイルスについて自然免疫があるという仮説は否定できないのです。何といっても、新型コロナウイルスは、昔から東アジアに生息していたコウモリが持っていたウイルスだとすれば、です。

この議論を詳しく展開しようとしますと、やれ交差免疫だの、ＨＬＡ（ヒト白血球抗原）だの、ＢＣＧ接種効果だの、諸説がありまして、医学専門家でない私には歯が立ちません。一刻も早く、信頼できる研究結果の出現を待つのみです。ただ、東アジアの低発症率を無視して、いたずらに対人接触の制限ばかりを訴える為政者のメッセージにおびえるより、我々はもう少し科学的分析を尊重し、冷静に対処すべきではないかと思うのです。

対人接触の機会を減らせば曝露率は減るから、為政者のメッセージは有効ではあるでしょう。しかし、最終的な目的は発症、とくに重症化の危険をへらすことです。グローバル化をあきらめない限り、遅かれ早かれウイルスは必ず入ってきます。だから対人接触制限は、治療薬やワクチンができるまでの時間稼ぎにすぎません。

それより私が心配なのは、検査体制や医療体制はここ数カ月でどこまで拡充されたのかという点です。たとえ発症率が低くても、重症化率が五％くらいある以上、犠牲者は最小限に抑えなくてはなりません。なのに、体制改善についてのマスコミ報道はあまり聞こえてきません。このようにして現在、我々一般人に残された選択肢は、感染者増大という鬱陶しいニュースのもと、なるべく悲観せずに生活するだけ、ということになるのです。

科学を「信仰」してはならない

為政者と専門家のギャップについてお話ししましたが、一般論として、我々日本人はあまりに西洋由来の「科学」というものを祭り上げ、信仰しすぎているのではないでしょうか。まるで一種の宗教のように、科学の専門家はそこで祭司の役を演じているのです。ですから、祭司の話をきちんと理解し、かみ砕いて自分の言葉で語り直すより、お言葉をうやうやしく押し頂き、まるで呪文のように下々に伝えるのがよい、ということになってしまうのです。

　そもそも科学というもの自体、西洋のユダヤ＝キリスト教を母体にして発達してきたとも言えますし、宗教色が多少あるのは当然だという意見もあるかもしれません。ですが少なくとも近代科学の成立において、はげしい論争の過程をへて、宗教と科学の境界線が確立されてきたのは西洋史の教えるところです。ここで私が言いたいのはそういうことではありません。もっと低次元な話で、平たく言えば、「科学的研究の内実を知ろうという努力をすることなく、いたずらに専門家の権威を神格化し、科学的仮説を絶対的な真実と安易に信じこむのはやめよう」ということです。文系と理系にまたがる思索をふまえて、科学的な知とは何かを真剣に考え、それが未知の世界／宇宙への永遠の問いかけだと感得することが、実は科学の尊重につながるのです。いたずらに祭り上げ、性急にご利益にあずかろうとするのは、むしろ科学の軽視でしかありません。

こういう情けない態度はおもに、日本の教育制度、とくに大学受験用に高校で文系と理系を分けてしまう制度がもたらしているのですが、ここではその話はやめておきます。ただ、科学とその応用技術に対する浅薄な信仰心、またその裏返しとしての、科学技術を単なる経済成長の道具としか見なさない傲慢な軽視が、コロナ禍のもとで我々に何をもたらすかについて、一言申し上げたいと思います。

注目されるのは、いま産官学の期待を集めているＡＩ（人工知能）との関連です。「ＡＩがコロナ問題を解決してくれるのではないか」と考えている人は、どうやら少なくないようです。たとえば、感染の広がりを、ＡＩを使ってシミュレーションで予測するといった試みは、すでに行われています。確かに最新のＡＩ技術で感染状況のビッグデータを分析すれば、興味深い結果が出てくるかもしれません。しかし人々の期待はそんな細かい話ではなく、「ＡＩは人間より賢いらしいから、全世界を悩ましているこの困った状況を打開する斬新な方法を見出してくれるのではないか」ということのようです。たぶん、あのシンギュラリティ（技術特異点）仮説をはじめ、近々ＡＩの知力が人知をしのぐという、レイ・カーツワイルなど西洋の未来学者の宣伝文句から影響を受けたのでしょう。

冒頭にお話しした、ウイルスとコンピュータウイルスの相違というテーマは、実はこの種の期待と関連しているのです。しばらく前から「ＣＰＳ

（Cyber-Physical System）」という言葉が情報通信の関係者のあいだでよく聞かれるようになりました。簡単に言うとこれは、我々の生きている現実の物理世界（物理空間）とコンピュータのつくる仮想世界（サイバー空間）とを、センサーネットワークや諸端末を介していわば融合し、ビッグデータの高速処理によって価値ある情報をつくりだそうという考え方のことです。産業活性化だけでなく社会問題解決もめざすそうです。両者が融合すれば、ウイルスとコンピュータウイルスの違いもぼやけてしまいます。こうして、ＣＰＳにおけるデータ処理の中核技術であるＡＩが、コロナ禍も解決してくれるはず……というフライング気味の思い込みが飛び出してくることになります。

留意すべきポイントは、ＣＰＳの議論においてはしばしば、物理世界より仮想世界のほうが第一義的な存在として重視されがちなことです。仮想世界をもとに物理世界を分析しようというのです。つまり、仮想世界のデータ処理結果にもとづいてわれわれの生きる物理世界を効率的に管理し、利益をうむ望ましい形に構築していこうという方向性なのです。なにしろ、物理世界というのは限りない未知の謎をふくんでいますが、仮想世界は論理的なデジタル空間ですから、計算による最適化が可能です。仮想世界をベースに物理世界を裁ち直すというのは、デジタル合理主義者にとって一種のユートピア建設と言えるかもしれません。

しかし、これは本当に正しい方向性なのでしょうか。むしろ、仮想世界とは本来、物理世界のある限られた一部分を抽出して人為的につくった論理モデルにすぎないのではないでしょうか。仮想世界のデータ分析で可能なのはせいぜい、物理世界におけるきわめてローカルな問題解決以上ではないのです。第一義的に存在するのは、我々の生きる、未知の謎にみちた物理世界であり、仮想世界なんて第二義的で便宜的な存在にすぎません。そういう常識をもつほうが、科学技術者としてよほど真っ当な態度です。コンピュータによる大規模な情報処理の現場をふんだ体験があれば、誰しもこの主張に同意するでしょう。本物のウイルスとの戦いが、コンピュータウイルスとの戦いよりずっと困難な理由は、ここにあります。

コロナ禍という災厄に直面して我々が気づくべきなのは、人間の知性の本質というものを改めて捉え直すことではないでしょうか。人間が世界／宇宙を俯瞰的に、透明に捉えることができ、えられた論理モデルでグローバルな最適化が可能だという思い込みは、CPSをはじめとする、デジタル経済中心の発想につながっていきます。しかし実はそれは、ごく一部の特権的な人々だけに途方もない短期的な富と権力をもたらす結果に終わる危険をはらんでいるのです。

さらに、肝心な点があります。長期的に見ると、ＣＰＳにもとづくローカルな最適化が、大儲けするはずの特権的な人々をふくめた人類全体に、致命的な打撃をあたえる可能性も無視できないのです。これは冷厳な事実です。短期的利益追求による際限なき乱開発、環境汚染、地球温暖化による異常気象などは、いったい新型コロナウイルス襲来の原因と関係ないと言い切れるでしょうか。我々人間は生き物であって、ウイルスと同様に、生き物とそれ以外の存在を峻別できるはずです。万物がデジタルな論理的存在物だ、などというのは、我々の発達した大脳新皮質がうみだす狂った妄想にすぎません。多様な生き物の命に気を配りつつ、なんとか共生していく原点に立ち返るべきだという覚知――これこそ、コロナ禍が現代人にあたえる教訓なのです。

第II部　どういう社会を目指すのか
——ディスカッション

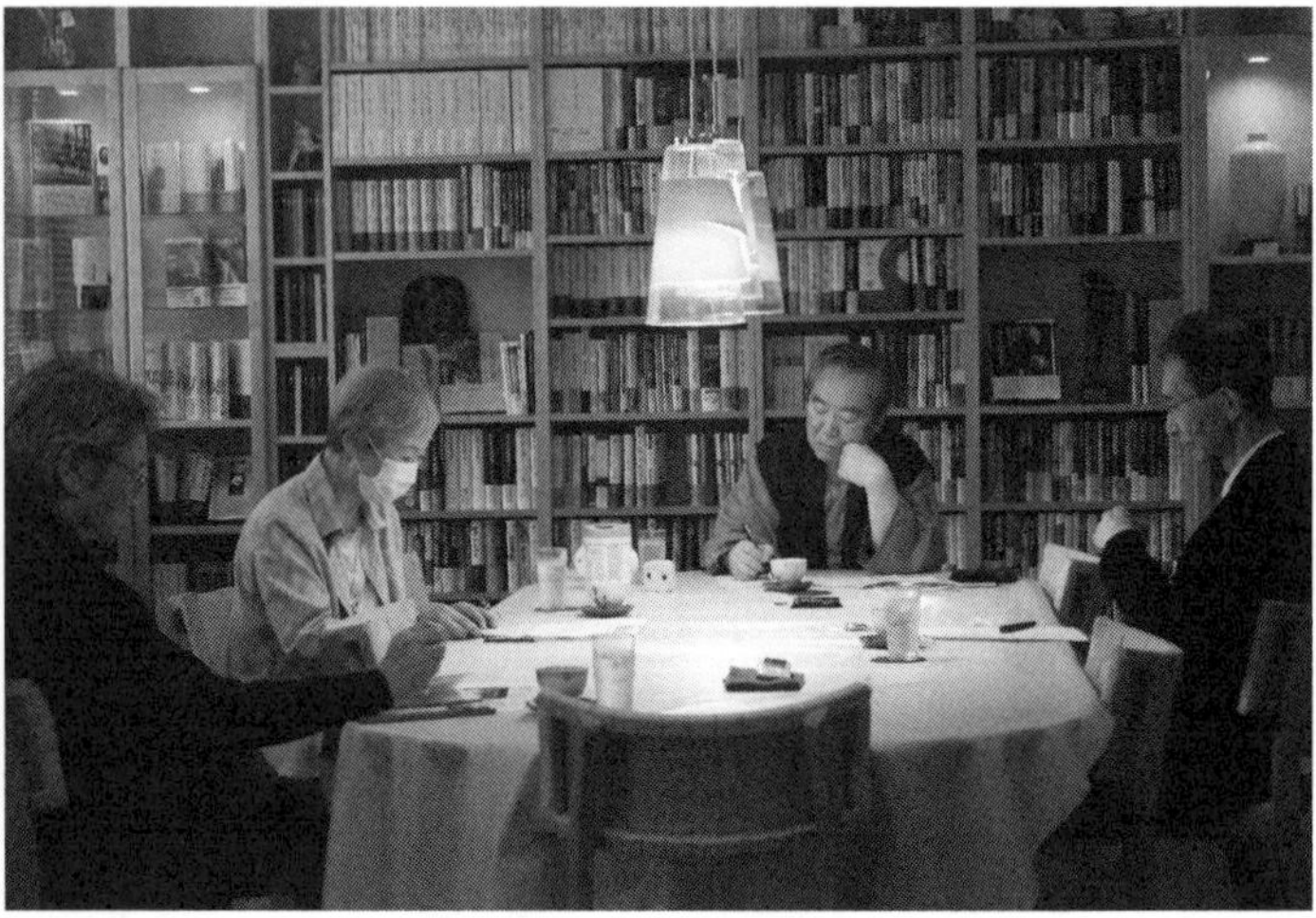

新型コロナウイルスがあぶり出した社会の問題

首都圏過密という問題

中村　新型コロナウイルス感染症はマイナスをたくさん生んでいますが、過密など現代社会の問題点を具体的に暴き出し、それが今後プラスの意味をもつとよいと思っています。いま東京の人が地方に出ていくことは、ウイルス拡散の可能性があり地方から歓迎されませんが、緊急事態宣言でテレワークの経験も積んだので、流行が収まると、東京から地方へ人が出て行くという動きが進むのではないでしょうか。そこに、過密問題の解消を期待できないでしょうか。

西垣 首都圏の過密が、コロナ禍をきっかけに解消していくことを、私も切望しています。東京の狭い家でお父さんやお母さんがテレワークをやるのは、本人だけでなく、家族もかわいそうです。リモートオフィスが地方都市にできるといいですね。自然の癒しの中で豊かに暮らそうじゃないか、という気持ちに皆がなれないでしょうか。

中村 飲食店が潰れる理由の一つに高額な家賃があります。地方に行けば、家賃は安いでしょう。今はお料理を食べに来てくれる人が東京に集中しているわけですが、今後、人が地方へ出て行く動きが出てくることで街のありようも変わっていくとよいと思います。小さなことかも知れませんが、コロナ騒動のなかでのよい影響は、そこに一つあるような気がしています。

西垣　首都圏を過密にした方が短期的には経済効率がいいかもしれません。でも長期的には効率は悪い。環境も汚染されるし、地球温暖化にも悪い影響を及ぼす。子供も育てにくいので少子化が進む。それは昔から分かっているのに、なぜ地方分散化にならないかと言うと、世の中の評価システムが、半年ごとの利益だとか、短期的な指標になっているからだと思います。

中村　これで、そういう評価システムが崩れるかもしれませんね。

西垣　そうですね、地域分散化が実現するといいのですが。

中村　最初に藤原さんが、新型コロナウイルスの問題が、地球環境の変化と無縁ではないという趣旨の話をされましたが、私もそうだと思います。そうすると、我田引水ですが、生き物として生きよう、という方向へ行くしかないでしょう。だったら東京の高層マンションにいるよりは、地方に出て、北海道から沖縄まで、多様な暮らしを楽しむのがいい。昔は村に固定され、しがらみで苦しんだりしましたが、今は移動しようと思ったら移動もできます。この新型コロナウイルス感染症のピンチを、チャンスに変え、日本全体を自分が生きる場として考える社会をつくることができないかなと願っています。

西垣　近々、『日本経済新聞』に地方分散化の未来図をえがくエッセーを書くつもりでいます（八月一六日日曜版に掲載）。先進国の中で、東京の一極集中は突出しています。他の国は、たとえばアメリカでもニューヨーク、シカゴ、ロサンゼルスなどいくつかに分散しているし、ドイツやフランスなどは首都以外に都市が分散しています。日本は異常なんですよ。

中村　高層ビルを建てるときに、ドバイや上海と高さを競っていますが、先進国の気がしません。ヨーロッパでそんなことしていますかと問いたいのです。新型コロナウイルス感染症の騒動で、日本人がそういう感覚から抜け出せたらよいと思います。

富山県にインテックというシステム・インテグレーターの会社があります。東京など見ないで、ニューヨークを始めとする世界を相手に仕事をしています。その基盤をお作りになった中尾哲雄さんとは仲よしなのですが、「東京には魅力はない、富山がよい」という信念でした。会社が魅力的なら人材は集まるそうです。さらにシステムエンジニアで精神的に疲れた社員のために、梨畑を始められました。しばらく梨畑にいて心が落ち着いたらまたコンピューターに戻るようです。

村上 東京ではできないですね。

中村 富山だからできる。富山の梨をブランド物として出せば、会社や地域の宣伝にもなりますね。中尾さんは人間のことを考えていると思います。東京で梨をつくったら、一個いくらになるでしょうか。富山ならそれができるとおっしゃっていました。

新型コロナウイルス感染症と社会、政治

村上 コロナの発症率は、アジアが圧倒的に低いですね。

西垣 東アジアの中では、日本は割と高い方だと思いますけれど、それでも欧米よりずっと低いですよ。

村上 ということは、自然免疫の違いだけではなく、ウイルスに対するレセプターみたいなものがあらかじめ用意されているのか、用意されていないのかという違いかもしれない。それから、ヨーロッパで流行してい

るSARS－CoV－2と日本のとは型が違うという説もよく言われます。

中村　武漢型とヨーロッパ型と日本型があるという方もおられます。ウイルスの違いも、人間の方の違いもあるでしょう。人間は遺伝的な違いと、これまでの経歴の違いの両方が考えられますし。

村上　そうですね。三つの型がある。しかし変異しますから、東アジアは今のところ低いけれど、新しくヨーロッパ型が来たら、僕たちアジア人にも脅威です。

中村　今のところ、人の移動は抑えられていますが、それでもウイルスの型がどうなるかは、わからないですね。

西垣　疫病の広がりが予測困難な原因の一つは、病原菌やウイルスが自律的にどんどん変異するからです。ここは本質的ですね。コロナ禍に関して私が願うのは、新しい強毒性の変異型が入ってこないでほしい、ということです。

村上 スウェーデンは社会免疫をつくればいいんだからと、あまり感染者数が増えることに対して神経質になりませんでした。ドイツも当初はそうでした。

中村 「何もやらない」という実験をやったのですね。娘がスウェーデン語の講師や翻訳をやっているので、情報が来るのですが、興味深いです。

村上 ところが、逆に反動が来たんです。

中村 しかも、集団免疫率はあまり高くなりませんでした。

西垣 スウェーデンのこの政策は、どうなんでしょうか。七〇代以上は発症者の死亡率がグンとあがります。私ももう七〇を超えていますから、危ない方に入る。スウェーデンで医者をやっていた友人が教えてくれましたが、福祉が充実しているスウェーデンの高齢者施設では、入居者がどんどん亡くなっているそうです。

中村 不思議な国ですね。社会福祉はすばらしいのに、こういう危険な社会実験といってもよいものをやるのですから。

西垣 でも、為政者に対する一般国民の信頼度は非常に高いですね。

中村 そうですね。政治を信頼しているし、国民には「自分が決めているんだ」という意識が強い。総人口が東京二三区と同じぐらい、しかも何でも国民投票するから、一人一人が、私が決めていると確信している。原発でも、私が決めているという意識で判断します。

西垣 日本とスウェーデン、政治に対する信頼度の違いは、人口の規模に由来するのでしょうか。今回のコロナ騒ぎで、政治家に対する日本人の信頼度はまたぐっと落ちてしまったようです。

村上 でも逆に言えば、単なる〝自粛要請〟で、あれだけ自粛が達成できたのはすごいですね。

西垣 あれは日本人の国民性の問題であり、政治に対する信頼度とは関係ないのではありませんか。

村上 麻生太郎さんは「民度」と言ったけれど。

中村 言われたくない方に、言われましたね（笑）。

西垣 自粛を達成するときの、われわれ国民の現場感覚はすごい。でも、政策の良否というのは現場感覚とは違うでしょう。「コロナ禍を抑え込む」と宣言し、専門家の助言をもとに、克服のためにあらゆることをやるのが本当のリーダーだと、私は思っています。こんな考え方は古いのでしょうか。

中村 少し落ちついたら、政治家があのとき、何を言い、どう行動したかを、歴史家が検証する必要がありますね。けれど専門家のほうも、自信を持って言えるような状況ではありません。そこが難しい。

村上　そのとおりですね。

西垣　先ほど私が申し上げたことにつながるんですが、専門家は理論的な前提をもとに、「この仮定に立った場合、こうなります」といった発言をするはずなんです。ところがいまの政治家は、前提となる仮定や結論にいたる中間の論理をあまり理解せずに、結論の一片だけを国民にダイレクトに放り投げている感じがします。

データが少ないのにシミュレーションばかりが先行

中村　私の印象では、仮定を置いて、シミュレーションして、数値を出す、という作業が先行しているようです。NHKの特集番組を見ていても、現場の先生方に質問すると、ほとんどの人が「わかりません」と答えていました。現場の医師や医療関係者からは答えが出ていません。特集番組で山中伸弥さんの質問に数人の専門家が答えるのを見ましたが、ほとんど「わかりません」という回答でした。

西垣 実際に新型コロナウイルス感染症の患者を診ている臨床医は、そう言う人が多いみたいですね。

中村 そうですね。シミュレーションは重要ですが、入れるデータによって変わりますので、あくまでも一つの参考ではありませんか。

西垣 「普通だったら患者さんがこういう症状になるだろうと予測して、いろんな薬の投与をしても、容態が突然悪くなったりして、本当にわかりません」といった具合です。

四二万人という死亡予測が有名ですが、あれは単なるシミュレーションの結果であり、モデルに入力する基礎データが、まずあやふやだったのではありませんか。たとえば、アジア人と欧米人の差といったものは、入力データに入っていないはずです。

中村 そういう細部が本当は大事なのですけれど。新型コロナ感染症の場合、基礎データがわかっていないで入力している面がありますでしょう。児玉龍彦先生など研究室でＰＣＲを使っていらっしゃる方がそれを活用しないことに憤慨していらっしゃいましたが、そもそもＰＣＲの検査数が少なすぎます。ＰＣＲの検査機はあるところにはあるのに、使われていません。シミュレーションするにしてもデータが少なすぎます。

村上 ＳＡＲＳやＭＥＲＳの流行のとき、日本は無風状態だったことが、今回の新型コロナウイルス流行を迎えて、我々にとってはある意味で不幸でした。

中村 準備がないということですね。

西垣 だから当初は意図的にあまり調べなかったのかもしれない。PCR検査の件数を抑えたのは、もともと検査の設備や人員が足りなかったからでしょう。過去しばらくの間、経費節約のためにPCR検査ができる保健所の数、人員、設備などを政府が削減してきましたからね。そこに新型コロナウイルスが襲ってきた。だからまともな政策としては、医療崩壊にそなえて大至急、医療と検査の体制を強化するということになるはずです。でも現実にはどうだったのでしょうか。

「総合的な知性」が育っていない

西垣　私は今回のコロナ対策のすべてを批判するつもりはありません。科学的仮説は重要だし、シミュレーションも有益だし、臨床の知見も全部大事です。だけど専門的議論を踏まえて具体的な政策に持っていくときには、それらをとりまとめる総合的な知性が必要です。私が言いたいのはそこなのです。日本では総合的、大局的な知性をあまり育てていない感じがします。そこが日本の一番弱いところだと思う。私の体験から言うと、欧米にはそういう幅広い知性をそなえた人が日本より多いようです。日本の専門家は狭い分野では優秀だし、政治家もある意味では優秀なのでしょうけど、幅広い知性をもつ教養人があまり育っていないですね。その欠点がいま露呈してしまったと思っています。

村上　しかし、今のトランプ政権のアメリカにも、そういう人材はあまりいないですね。でも昔、私がOECDに出ていたころには、OECDに出てくるアメリカの国務省の代表は、非常なインテリでした。現役で大学の教授をばりばりやれるような研究者が、政策レベルのところに出てきていました。

西垣　はい、そういう人材をなんとか育てないと、これから日本は沈没しますよ。いまの場当たり的なコロナ対策を見ていると、私は本当に怖いですね。

これに関連しますが、「AIはコロナ禍の現状をどう判断するんでしょうか」とか、「AIでコロナを撲滅できないんですか」と言う人がいます。AIは万能だと思っているのでしょう。先日、最新のスーパーコンピュータ〈富岳〉を使って、飛沫感染のシミュレーションをやったそうです。それを見て「感染防止のために強く期待している」と発言した大臣もいたと聞いています。確かに〈富岳〉のシミュレーション速度は速い。でもいま大事なのは、計算速度より正確なモデルであり、それはまだコンピュータにも人間にも作れません。そのあたりを、今の政治家はよく理解していないのではないでしょうか。

「よくわからないものに向き合う」時代へ

中村 おっしゃることはよくわかります。でも今の新型コロナウイルスに関して言えば、総合的に見るための知識としてわからないことが多すぎると感じています。

西垣　わからないというのは。

中村　新型コロナウイルスはゲノムが大きいのです。ゲノムに機能があって、興味深いといえば興味深いのですが、一筋縄ではいかないウイルスであることは確かです。常識的に言ったらここで免疫反応でこうなるはずだと思っていたら、サイトカインストームを起こして一挙に重篤になってしまうということがあります。このように常識的なストーリーを描いて対処していたら、違うことが起きてしまうのです。重症化に関わる遺伝子の探索もなされていますが、一つの遺伝子としては見つかっていません。複数なのではないかとされています。感染して症状が出ないまま他人に感染させるのも扱いにくいところですね。

村上　「血栓ができる」「後遺症が出る」という訴えが最近出てきたと聞きます。

中村　多臓器に影響が出るのでしょう。肺だけではなくて。本当に複雑な動きをするのです。

西垣　感染力が強く、軽症や無症状が多い、それなのに、患者の一部は罹ってから突然重篤な症状が出ることがある。もしこれが生物兵器だとしたら、非常に有効ですね。むろん、兵器だという根拠はありませんけれど。欧米ではあっという間に爆発的に広がったのに、なぜアジア人はわりと発症しにくいのでしょうか。

中村　それもわかっていませんね。ウイルスの差か、人間の方の違いかも。

西垣　新型コロナウイルスの対策には、科学的な分析とは別に、政治的な配慮が働いたように思われますね。東京オリンピック・パラリンピック延期の話が決まってから急に緊急事態宣言を出すとか、ＧｏＴｏトラベル政策とか、なんだかよく分からない。恐ろしい疫病を本気で撲滅しようとしているとは、私にはとても思えません。

中村 私は、わからないものとどう向き合うかということを、我々の社会はずっと苦手にしてきたのではないかと思っています。わからせよう、わからせようとして、わからせたらこうしよう、わかったらこうしようでやって来ましたが、実はウイルスや気象など、わからないことばかりです。先だっても、日本の上空に、線状降水帯が現れましたでしょう。豪雨で被害が出たわけですが、そこにはアマゾン川に匹敵する水量が帯状にあると聞き、びっくりして空を見上げました。複雑でまだよくわからないものとそろそろ向き合いなさい、という時代になっているわけです。これまでは、わかることだけに向き合ってきた。専門家も含めて全員わからないことに対する向き合い方が下手です。

村上 西垣先生から「科学や技術を過信している」という趣旨の発言があったと思いますが、実は新型コロナウイルスについて、現在の科学がどこまで言えるかということ自体がそもそも問題なんです。通常の意味で「科学を信じる」という行動パターンで議論していると、奇妙な現象が出てきてしまいます。

中村 そう、私たちは「わからないものはわからない」という前提で物を考えるのが苦手なんですよ。でもそういう考え方の癖をつけないと取り組めない問題が、いっぱい出てきています。

地球温暖化問題でも、人間行動の影響ではないと言う人がいます。研究者の中にもいます。ただ、それは違うというだけのものが科学で出せるかというと、厳しいです。科学だけが答を出す、また科学は答を出すものという捉え方をそろそろ変えていく時であり、新型コロナはそれを具体的に見せたのではないでしょうか。複雑なものを複雑なものとしてどう扱うかという知性が、いま必要でしょう。

西垣　賛成です。我々は不明なことに対処していくための、根本的な自覚が欠けています。どこかで偉い人が考えてくれるだろうと、他者を頼りにしているわけですよ。

予測不能なものに向き合えるのが生き物

村上　昔から一つ気になっているのは、さっきから出てきている、確率です。気象情報で「何%」というと、いかにも科学的になったように見えるけれど、何%と言ったときの、一〇〇%から引いた方はわからないわけでしょう。そのわからないということをわからないとして、正面から受け止める。何%とは何を意味しているのかということをきちんと理解して、よくわからないんだけど、それでもそのわからないことに対応しましょうという気持ちで、最後まで我々自身がいられるのか。それとも数字が「%」で出たから、その数字をよりどころにして行動しましょうとなるのか。ここにさっきから西垣先生が言っておられるポイントの一つがあるのかもしれない。

西垣　非常によいことを仰っていただきました。最近のＡＩというのは、統計処理をやっています。確率分布を仮定して、計算して答えを出す。ところが状況ががらりと変わってしまうと、分布そのものが変わるので、ＡＩの計算結果は役に立たなくなる。そこが問題なのです。

一昨年『ＡＩ原論』（講談社）という本を書きましたが、そこでカンタン・メイヤスーという現代哲学者の興味深い議論を紹介しました。彼はわからなさに二通りあると言っています。一つは、英語で言えばポテンシャリティ（潜勢力）。これは確率的なわからなさで、繰り返しているうちにだんだん見当がついてくる。もう一つは、ヴァーチャリティ（潜在性）です。こちらは、対象の挙動が何をもたらすか全く予測ができない偶然性みたいなものなのです。わからなさにはこの二つがあるのに、我々はみんな大体ポテンシャリティで何とかなると思っています。

地震を例にすると、首都直下型地震が起きる確率は何々%だとかいいますが、メイヤスーに言わせると「そんなことはヴァーチャリティだからわからない」となるでしょう。彼の議論は『有限性の後で』（人文書院）という本の中に、非常に厳密に書かれています。要するに世の中の事実の根本には、われわれ人間には偶然としか思えない根本的なわからなさがあるということです。サイコロを振って出る目を当てるようなポテンシャリティについてては、確率計算で予測できるけれど、それぱかりではないのです。

ＡＩは過去のデータに引きずられる存在で、まったく新たな環境条件のもとでは役にたちません。ところが人間などの生物は、新たな環境でも何とか生き抜こうとする。この何とか生きようとする直感力みたいなものが弱ると、死にます。生物種は滅びます。人間はそのことに気がつかないといけないいんじゃありませんか。

中村 フランソワ・ジャコブという研究者がいます。

村上 ジャック・モノーといっしょにノーベル生理学医学賞を共同受賞した人ですね。

中村 彼の生物の定義――彼自身は、別に定義として言っているわけではないのですが、生物とは何かを説明しています。一九八〇年代に書いた本ですが、私は彼の考え方がとても好きです。彼は、生物を①予測不能性、②偶有性、③ブリコラージュ（あり合わせの材料、道具でものを造ること）、と言っています。寄せ集めてできた予測不能なものが生物だと、分子生物学者として説明しているのです。私は直感的に、この説明はぴたりと当たっているなあと思っています。

西垣　当たっていますねえ。

コンピュータ社会と人間

人間の知能とＡＩの知能は違う

中村　ＡＩの「東ロボくん」の開発に関わっている新井紀子さんが、ＡＩには統計と確率と論理しかない、という趣旨のことをおっしゃっています。それで、私は統計と確率と論理で、偶有性でブリコラージュで予測不能なものを語れるわけがない、ＡＩと生き物は全然違うと思いました。

西垣　おっしゃる通りです。統計と確率は表裏一体の関係ですから、端的にいうとＡＩには、統計処理と論理処理だけしかありません。そこは生物とはまったく違います。

中村 そういうものだけでできることは、全部ＡＩにやっていただければありがたい。ただ、それで生き物を語られては困ると思うのです。ＡＩが人間を超えるとか言わない。全然違うものを比べたってしかたがないでしょう。偶有性、ブリコラージュ、予測不能こそが生物としての人間の特徴なんですから。私は、こちらの方についてそろそろ考えてくれませんか、と言いたい気持ちを持っています。ＡＩは人間の仕事を大いに手伝って欲しいですが、本来の人間を代替するとかいう話はやめましょうと言いたいのです。

西垣 大賛成ですね。ところが、いわゆる超人間主義者（トランス・ヒューマニスト）から見ると、そういう考えは間違いということになる。彼らは

ＡＩの知能と人間の知能は同質であり、むしろ前者は後者をふくむはずだと言います。私はああいう超人間主義には根本的に反対です。

中村　あまり難しいことはわからないけれども、感覚的にＡＩの知能と人間の知能は違うと思います。感覚的には、ジャコブの説明がいい線を行っていると思っています。

西垣　私が依拠しているのは、生物学者のマトゥラーナやヴァレラが提唱したオートポイエーシス理論です。オートポイエーシスとは、自分で自分を自律的につくりだすこと。だから生物は新たな状況変化にも何とか対応しようとする。その行為は、外から見ていると原理的に予測不能です。内にいる自分は、それなりに脈絡をつけているつもりですが、外から見ると何だかわけのわからないことをやりだしたりする。それが生きることの本質です。一方、超人間主義者やＡＩ至上主義者は、まるで神様が見ているような感じで世界を認識しています。合理的な計算にもとづいて判断するのが知性だと信じている。そして、コンピュータに比べると人間の脳細胞の反応は遅いし、脳細胞も一千億個ぐらいしかないから、人間は高性能の機械には勝てっこないと主張します。機械と生物の差異がわからない彼らは、いつも同じことしか言いません。

村上 私は昔、「神瞰図」という言葉をつくりました。「鳥瞰図」という言葉があるでしょう。それから「虫瞰図」というのもある。僕はまさにおっしゃったような意味合いで、「神瞰図」という言葉を造りました。

「待つこと」「何もしないこと」の意味

村上 ただね、最近私が「わからないことについてどう対応したらいいか」ということで、大変感銘を受けたのは森山成彬さんという精神科医がおっしゃった言葉です。帚木蓬生《ははきぎほうせい》というペンネームで、小説家として活躍されています。彼が、「ネガティブ・ケイパビリティ」という言葉を提案されたんですよ。ジョン・キーツというイギリスの詩人からこの言葉を学んだというふうに、彼は言います。ごく簡単に言ってしまうと、「ちょっと立ち止まって待つ」です。

我慢すること、それに耐える能力。要するに現代社会は、できる限り懸命に正解を探し当てて、果断にそれを実行することが要求されている、その能力がポジティブ・ケイパビリティです。その能力ばかりで人間は行動し、判断するのが正しいと思われているけれど、ちょっと待って、決断し、行動するのを少し控えてみようという、その時間に耐えてみようという能力です。

中村　私も森山さん大好きです。それはマイナスじゃないんですよね。

村上　そう。彼は精神科医だから、精神病を診断するときに自分はそれが必要だということに思い当たった概念です。でも僕は応用が利く概念だと思います。政治的決断でも、正解を一番最初に探し当てて、決断して、それを果断に行動に移した人が正しい人だと評価を受ける世の中ですが、それだけでは進めないのではないかという気がしています。

中村　結局、時間ということですよね。

村上　そう、時間をかけることが大事。

中村　生きるということは、結局時間なんですよね。ネガティブ・ケイパビリティというのは、時間をきちんとかけて生きましょうよ、ということですよね。『ネガティブ・ケイパビリティ——答えの出ない事態に耐える力』（朝日選書）を読んで、私も感激しました。今までは「決断する人」

が、時間を切ってきたわけですからね。

村上　能率というのは、した仕事を時間で割ったものですからね。

中村　そうです。時間が短い方がよろしくて、早く決断した人が勝ちになってしまう。でも、しばらく見詰めていた方がいいのではないかということがふえてきました。待っているのはマイナスではない。

西垣　重要な点ですね。ただ現実には、人間に見つめ直す時間を与えない道具として、コンピュータが使われてしまっています。非常に残念なことですが。

コンピュータ社会で起こる人間の心の病

西垣　コンピュータは、正しい命題を自動的に出す論理演算機械として生まれました。それ自体はよいことなのですが、副作用が出ています。例えばいま、IT技術者が働く現場では、鬱病や神経症など、心身の病が非常に増えています。心の病というけれど、「心」は「体」がつくっているわけです。心と体がからみあって病気になる。高性能コンピュータの速度に合わせて仕事を片付けなければならないので、大変なストレスです。心身症というのは、精神的なストレス、不調が身体症状として出る病気ですよね。胃潰瘍、痔疾、じんましん、などさまざまな症状も現れます。我々には生物としてのリズムがあるのに、コンピュータがどんどん加速して、人間の心身に悪影響を与えているのです。

村上 今から四〇年ぐらい前、NTTデータという会社ができて、その初代社長の藤田史郎さんに頼まれて、社会システム研究所の初代所長をやりまして、そのときに社長さんから相談を受けました。SE（システムエンジニア）の方が、普通の社員より一桁多く頭の不調が出る、どうしたらいいでしょう、と。それで会社の精神科医と相談しましたが、達成感を持たせたらどうですか、という結論になりました。コンピュータを扱うSEは、当時すでにプレッシャーが大きく、しかも何をやっても、これで自分が一仕事できた、これで世の中が変わる、というところまでの自己評価ができなかったのです。

西垣　深刻な問題です。この問題は、ソサエティー五・〇とも関係しています。狩猟社会（ソサエティー一・〇）、農耕社会（ソサエティー二・〇）、工業社会（ソサエティー三・〇）、情報社会（ソサエティー四・〇）に続く未来社会を、デジタル革新、イノベーションを活用して実現しようということです。

中村　竹中平蔵さんが関わって推進しているようですね。新自由主義とはお別れしたいのですが。

西垣　このソサエティー五・〇は気宇壮大ですが、土台となるデジタル技術の活用理念がおかしい。キーワードは、ＩｏＴ（Internet of Things）や先ほど申し上げたＣＰＳ（Cyber-Physical System）です。人間が生きている物理世界と、コンピュータやインターネットがつくる仮想世界の両者をセンサーネットワークで融合させようというのですが、実は後者つまりサイバーな仮想世界の方が大事なんです。デジタルなデータの計算から発想して、物事を決めていこうとする。私は生き物たちのすむ物理世界の方が大事だと思うのですが、彼らに言わせると「そんな考えは古い」となります。仮想世界ベースで社会のルールを設計し、効率的にがんがん動かし、それを物理世界に投影してやっていけばいいんだ、という考え方です。何より経済発展が大きな目標なんですね。

このような動向を批判している人は、ヨーロッパの思想家にはある程度いますが、日本にはあまりいません。私なんて例外ですよ。

中村　それはなぜですか。

西垣　私はもともとコンピュータ屋ですから、彼らから無知を理由に中傷されることはありません。しかし哲学者や人文学者が「今の世の中は、時間のとらえ方が機械中心でおかしい」なんて批判すると、「おまえは現代技術について無知だ、そんな古典人間主義みたいなことを言っているから、世の中の動きについていけないんだ」と、一蹴されてしまうんです。それが怖いものだから、沈黙を守るか、あるいは逆に、サイバーな仮想世界を賞賛する。最新技術を誉めあげるほうが、予算獲得などいろいろ都合がいいからでしょう。私の周りにも、そういう文系の学者はたくさんいますよ。

ＡＩ社会を支えるのは「人間」

西垣　ＡＩ社会で私が一番恐れていることの一つは、村上先生も指摘されたように、ＡＩシステムの開発保守をやる人たちのあいだでメンタルな病が猛烈にふえてきていることです。世の中にはＡＩが仕事を代わってくれると思っている人が多いのですが、ＡＩシステムの開発や保守を担う人たちのことを忘れていないでしょうか。ＡＩが自分でＡＩの開発保守をするなんて、非現実的なＳＦの話です。私は昔、若いころに大きいプログラムをつくっていたので、そのあたりはどうしても言いたい。

村上　そうか、西垣先生は日立にいらっしゃったんですよね。

西垣　はい、研究開発の現場で働いていました。実は三〇数年前、工場で開発保守をやっていたとき、過労で体を壊して日立をやめたのです。そのときに扱っていたプログラム自体は、ＡＩのような難しいものではありません。アプリケーションとしては、銀行の口座管理のような比較的単純な計算処理が多かったのです。それでも間違いが起きます。銀行のプログラムは誤りが許されないので、さまざまな例外処理があり、非常に大規模なものです。負荷が低いときは普通のルート・パスを通るので問題ないけれど、状況が変化して負荷が急に増大したりすると、予想外の事態が起きます。いつも通らないパスを通るので、潜在的なプログラムミスが露見することがあります。そんなことが起こったら大変ですよ。たちまち電話がかかってきて、開発保守の関係者は全員すぐ現場に行かなければならない。そして誤りが直るまで職場で缶詰です。やっている処理自体は、口座の残高を足したり引いたりといった程度の話なのですが、さまざまな細かい専門的難しさがあり、大規模システムの保守は本当に大変なのです。

いまのＡＩシステムでこういうことが起きたらどうなるのでしょう。出力がおかしくても、それが統計的、確率的な誤差のせいで出たのか、それともプログラムミスのせいなのか、環境条件が変わったのか、判断は簡単につきません。もし誤りがあって被害が出たら、責任はどうなるんでしょうか。そういった問題を私は一生懸命言っているつもりですが、残念ながらＡＩの先端研究をしている学者たちには現場の苦労がわからない。もっと面白いことをやりたい、論文を書いて注目されたい、ということだけしか頭にありません。彼らはある意味で楽天的で、技術の進歩を絶対的に信じているので、何を警告しても無視する。でもやがて、これは危機的な問題になりますよ。

アンドロイドの登場とヒューマニズムのあり方

村上　僕がばかばかしいと思ったのは、ＮＨＫが非常にお金をかけて作ったＡＩ美空ひばりです。

中村　私は、アンドロイドは否定したいのです。ロボットはいいですよ。ドラえもんもアトムも。障害者の分身として活躍するＯｒｉＨｉｍｅはすばらしいし、ＡＳＩＭＯも頑張ってますね。ヒト型でお手伝いしてくれたり、共存していく仲間と捉えます。でも「そっくりさん」をつくるのは、私は禁止してほしいと思います。ただ個人の考えですから、実際には一度モラトリアムにして皆で考えて欲しいです。

西垣　この間、京都大学に呼ばれて話をしてきたんです。そのとき、

「ＡＩの美空ひばり」が話題になって、みんなで討論しました。そこには芸術家もいれば、技術者もいて、学際的な雰囲気だったのです。それで私は「あんなことばかりやっていたら、芸術は死にますよ」と言いました。そうしたら、「いや、やっている人たちは結構面白がっている」とか、肯定的なことを言う芸術関係者の方が多かった。本質的な深い議論にならなかったのは残念です。

中村　ある程度そういうものを使った表現はあると思うけれど、例えばロボットということを考えたときに、ドラえもんはいい、それからＯｒｉＨｉｍｅはよろしい。だけど、アンドロイドはやめた方がいいという区分けをして、一度議論して欲しいのです。

西垣　個人攻撃はしたくないんですけれど、阪大のあの研究の学問的な価値は無いでしょう。外見が誰かさんにそっくりで人目をひくので、マスコミが騒いでいるだけですよ。中身は空っぽですから、ああいう研究で人間の認知やコミュニケーションがわかるなんて思えません。あれに代表されるように、いまの日本のＡＩロボット研究は迷走しています。

欧米の事情は少し違います。ただ、欧米といっても、英米と独仏とでは、ＡＩに対する考え方や価値観のずれがありますね。ＥＵはヒューマニズムを大事にしており、フランスやドイツなどは科学技術の負の面にたいする警戒心も強い。それに対してアメリカ、イギリスは、科学技術というものにもっと夢を抱いています。特にアメリカは楽観的進歩主義の傾向が非常に強い。技術発展の負の面についての実感が乏しいのです。ヨーロッパ大陸には、第一次、第二次世界大戦の戦場になったことと関係があると思いますが、現代科学技術を批判的に捉えるまなざしがある。一方アメリカにはそんな体験がないし、便利な技術ができたら楽しくていいじゃないかといった感じの人が多い。一部にはディストピアSFもありますけどね。ところで日本はというと、もともと伝統的にロボットへの違和感は少なかったのですが、近年はお金に目がくらんで、とくにアメリカの楽観主義に寄り添っているようです。

芸術とAIの関係について、ちょっと映画の話をさせてください。映画を評価するときに、暴力とセックスのシーンがどれだけあるか統計をとると、その二つの数字と観客動員数に正の相関関係があるそうです。だから「暴力とセックスのシーンをどんどん入れて、AIを使って映画を製作すれば、安いコストでヒット作ができますよ」なんて、真面目に言う人がいます。そういう話に対して私が嫌な顔をすると、「古い奴だ」とそっぽを向かれますが。

今こそ「人間」を考える

人間中心主義から人間尊重主義へ

――ここまでの議論をまとめると、「現在は科学主義にどっぷり浸かっている時代」と言うことができると思います。ところが今回の新型コロナウイルス感染症によって、科学主義だけでは「よくわからないもの」に立ち向かうことができないことも、明らかになりました。よくわからないものは、科学研究によって解明する方向に向かうわけですが、それでも当面はよくわからないものとして存在します。また全てが解明されるとも限りません。

また人間中心主義が限界に達していることも明らかとなりました。生き物は三八億年の歴史をもっています。かたや人類の歴史はたかだか数百万年に過ぎません。しかもその人類が地球を支配していると言っていい状況です。新型コロナウイルス感染症は、人間中心主義の立場からは、見えてこないものがあると思います。我々はどうすればいいのでしょうか。

中村 私たちは、生き物のなかの人間として、一生懸命生きています。アリはアリ中心主義、ライオンはライオン中心主義で生きています。ほかの生き物のことを考えて生きている生き物はいません。自分が生きるだけで大変で、自分の命を子孫につないでいかなければなりません。そういう意味では、人間も「人間を考えていく」ことが基本だと思います。ほかの生き物のことを考えようと偉そうに言うと、それはある意味、神様の視点になってしまいます。全ての生き物の一員である人間として、私も一生懸命生きようという意味での人間中心主義はいいんです。

ただし人間は、他の生き物たちが持たない知性と科学技術を持ちました。哲学で人間とは何かとか、生き物とは何かとか考えることができるわけですから、地球上には数百万種の生き物がいることを理解した上で、自分たち人間を大事にして生きるにはどうしたらいいかを考えるといいと思います。人間中心主義というより、人間らしさを大事にする人間尊重主義ということになるでしょうか。

西垣さんのお話を聞くと、いまは逆に人間を大事にしなくなってしまっているではないですか。機械の方を大事にしている。だからこそ人間尊重主義が大事だと思います。

でも人間だけが何でもできる神様みたいになって、全ての生き物は自分のために存在すると考えるような人間中心主義はだめでしょう。ほかの生き物もいて、私もその仲間なんだけど、人間が人間らしく生きるのにはどうしたらいいかと考え、そのような関係のなかにコロナウイルスも位置づけるような知を構築し、そういう知をベースに社会をつくっていくことが、二一世紀には必要だろうと思います。

今までの人間中心主義は、何か人間神様主義みたいだったと思うのです。人間は偉くて、ほかの生き物は有象無象と、自分のことだけを考えてきた。しかしほかの生き物は有象無象じゃなくて、仲間です。だから生き物のことも大事にするけど、私は私を尊重するよという思考をもたないと、今度は人間が機械にやられてしまう。

――なるほど。もう一歩踏み込んで、人間は生き物の一員であり、ほかの生き物によって生かされていると考えるのは、いかがですか。

中村 この地球にいて君たちもなかなかよくやっているけど、私は私がちゃんと生きたいんだよ、という気持ちでやる。それを私は、いま人間尊重主義と言っています。

欲望と社会と人間

村上 私はむしろ、生き物の中で人間はやっぱり違うと思う。かなり違います。我々は哺乳動物ですけども、他の哺乳動物と比べて根本的に違うところがある。それは、欲望を抑制する装置が本能ではないということだ、と私は思っています。例えば食欲にしても、あるいは性欲にしても、殺戮欲にしても、通常哺乳動物を見ていると、食欲は満腹のときには働かない。それから性欲も、お互いに可能であるシーズン以外には通常は成立しない。つまり、生殖という目標に向かって本能が働いている状況です。殺戮もそうですね。これほど徹底して同族殺戮をする哺乳類は、まず見当たらない。一発の爆弾で一〇万人以上殺戮するなんてことを、平気でかどうかはわからないけれど、合理化してやれる。こんな生物はほかにはいません。では欲望の抑制装置が本能ではないとすれば、何なのでしょうか。私は、社会が欲望を抑制するメカニズムを与えてきたと思います。

例えば新生児、といっても二、三カ月では無理かもしれないけれど、大体一歳前ぐらいの赤ちゃんにビデオを見せる。映像では、何かしようとしている人間をばさっと頭から押さえつける別の人間、それからそれを助けてやる別の人間、この三人を色分けしてある。しばらくビデオを見せて、それから色の違った人形を見せてやると、ほとんどの赤ちゃんは助けた人間の色の人形を選ぶそうです。これは共同保育の可能性を示していると思います。もちろん共同保育する哺乳動物は人間の他にもいますが、でも共同保育でなければ成り立たないのが人間だと思います。

だから共同体の中で生きることによって初めて、ヒトが人間になるとすれば、その人間のなり方というのは、人間の社会がつくり出した人為的な規制装置みたいなものですね。そのような装置の出発点は、宗教だと思います。宗教と言ったら狭くなりすぎるとすれば、もしかしたら文化と言ってもいいのかもしれない。その文化が、「我々」という意識を人間の中に植えつける。そしてそういうものによって、自分たちの行動を規制する。

変な言葉遊びをしますが、「我々」という日本語は、「我」と「我」とがくっついてできたのではなくて、「我々」という言葉が二つに割れて「我」ができた、つまり「我々」という意識の方が先なのではないか、という感じがしているぐらいです。つまりそういう意味では、共同体が人間を形作っている。「人間」という言葉も、人の「あいだ」ですね。京都大学の精神科医でピアニストでもある木村敏さんが、この「あいだ」に着目し、『人と人との間』（弘文堂選書）という有名な本を書いて、自己論を展開しました。木村さんは精神科医の立場から、いま私が話したようなことを考えようとされたと思います。

ところが我々は、往々にして細分化されます。今コロナウイルスの話に引きつけて言えば、マスク警察がでてきました。この間びっくりしたのは、ポテトサラダ警察まで出てきた。子連れの若いお母さんがスーパーのお総菜コーナーでポテトサラダを買おうとしたら、見ず知らずの高齢男性から「ポテトサラダくらい自分でつくったらどうだ」と言われたそうです。

逆に、若者の中には、マスクをしないで人ごみの中へわざと入っていって、俺はマスクなんかしねえぞ、という人もいる。アメリカのトランプ大統領も、つい最近までマスクをつけていなかったですね。ブラジルのボルソナーロ大統領はそれで失敗をしました。しかし「自分と違うもの」を前提にし、それの反映としてしか「我」というものの根拠を見いだしがたいというのは、まことに悲しい人間の性です。

そういう点で言うと、もしかすると人間はそういうことをずっとやり続けて、その結果として滅びるのではないかと私は思っています。さきほどの科学過信もそうです。私の生きている間は、まあおそらく大丈夫だろうと思いますが。

中村　私は滅びたくない。というより子どもへ孫へと続いていく姿を思い浮かべ、生きて欲しいと願います。でも今おっしゃったことはそのとおりだとも思います。

大好きな人類進化の仮説があります。人間が二足歩行を始めたのは弱かったからという説です。仲間の中では弱い種だったから、森の中の端の方へ追いやられた。食べ物を遠くでとってこなくてはならず、自分だけで食べないで家族のところに持って帰るために、前足二本で食べ物を抱えて、二足歩行が始まった。弱い生き物で、家族を思いやる心があったから、二足歩行を始めたというこの説は、少しずつ受け入れられつつあるように思います。もちろんまだ証明されたわけではありません。

村上先生がおっしゃるように、人間の悲しい性として、我々意識が細分化していくことはわかります。こうしてできた自分とは異なる存在を「異」といいます。

ただ人類は、アフリカの共通の祖先から分かれ出た仲間です。また生き物全てが、三八億年前の共通の祖先から分かれ出た仲間です。我々がいれば、必ず「異」が存在するのですが、その「異」ももともとは仲間なんだよと言える科学的な知を、我々はいま手にしています。このままでは人類は滅びるかも知れませんが、このことを思い出して人類が存続することを願っています。甘いと言われるかもしれませんが、私の願いです。

データ優先ではなく「人間の尊厳」を強く訴える

西垣 中村先生が「人間尊重主義」とおっしゃいました。これは「人間の尊厳」を大切にする、という考え方に近いような気がします。簡単に整理すると、アントロポセントリズムという意味での人間中心主義が批判されたのは、中村先生のおっしゃるとおりです。人間は他の生き物とは違うんだ、理性をもつ人間は神に近いんだというデカルト的な考えはすでに時代遅れです。共生を重視する今の生態学の考え方からすると、古臭い。環境倫理学者がはっきりと批判しています。ですからアントロポセントリズムというのはあまりいい意味をもっていません。

それに対して、人間を大切にする考え方を肯定的に表現するとき、私は、「ヒューマン・オリエンテッド」という言葉を使うことが多いのです。つまり、機械ではなく人間を志向していくという意味です。生きている一人一人の人間の尊厳を大事にするので、「人間尊厳」中心の主張と言い換えられるかもしれない。つまり、「人間が偉いんだから、おまえら他の生物は人間の言うことを聞け」というのではなく、むしろおっしゃったとおり、機械中心主義に対するアンチテーゼなのです。機械中心主義というのは、端的には、人間よりコンピュータのほうが賢いから大事にしよう、普通の人間なんて取り換えのきく機械部品みたいなものだという価値観です。

こういう機械中心主義について、イスラエルの若手歴史家ユヴァル・ノア・ハラリははっきり指摘しています。近著の『ホモ・デウス』(河出書房新社)では、コンピュータを操作する一部の権力エリートがやがてデウス

（神）になって、一般の人々をコントロールするようになると書かれています。我々一般人は、もはや単なるデータの塊にすぎなくなってしまうというわけです。これは粗っぽく言えば、さきほど説明したＣＰＳ（サイバー・フィジカル・システム）と重なる世界観です。むろん、ハラリはそれを肯定してはいません。ちょっとシニカルな感じで、こうなっちゃいますよと警告しているのです。私はそうならないように、何とかしたいと思っているのですが。

最近の百年とか二百年を顧みると、この間に個人主義が台頭しました。昔は、村上先生がおっしゃったように、共同体の中に個々の人間がしっかり組み込まれていた。個人の行動はがちがちに制限されていたので、そこからはじけて外に出たくなる。身分制度がおしつける役割や、男女の固定した役割などから解放され、みんなそれぞれ自由になりたくなった。いまはそういう「個の解放」が称揚される時代です。私は解放ということ自体は決して否定しません。ただ一方で、副作用もある。個の解放が暴走して、経済第一の新自由主義になってしまった。お金を稼ぐためには自由が必要で、儲けたお金で何をやってもいい、文句を言うな、という考え方です。

とくに生命倫理の分野で問題が起こっています。貧乏人がお金持ちに臓器を売ることは許されるのでしょうか。妊娠すると体形が崩れるからと、アメリカのお金持ちの女性はインドの貧しい若い女性の子宮を借りて、自分の子供を産ませたりしています。こんなことは間違いだと思う。赤ちゃんを産むことが、たとえ辛くてもいかに大事なことか、誰もが考えるようにならないとだめです。私に言わせると、デジタル情報にもとづく市場価値優先で、村上先生のおっしゃる「社会の抑制装置」を追いやってしまったから、こんなことになったのです。情報概念というものを根本から捉え直さなければいけない。

　情報とは本来、機械的でデジタルなものではなく、生命的なものなのだと、私は渾身の力を込めて言いたいのです。もともと情報とは、我々が世界のいろいろな人間や、動植物、自然とかかわって、相互作用しながら身体の中に生まれてくるものなんですよ。そう自覚することで、初めて活路が見えてくる。これこそが、私が研究している基礎情報学の主張なのです（『基礎情報学（正・続）』ＮＴＴ出版）。

　ところが新自由主義的なＣＰＳベースの世界観は、これの真逆です。生命の価値を強調する私は、ＣＰＳ派には評判が悪い。でも、ＣＰＳベースの発想ではデジタル技術の上手な活用はできないし、ソサエティー五・〇も成功しないでしょう。

　デジタルな論理が全てだという超人間主義的な考え方は、西洋のユダヤ

＝キリスト教の流れから来ていると私は思います。日本人の一番いけないところは、そういう思想と正面から対決しないことです。アメリカがやっているから、輸入して利用すればいいんだという浅薄な専門家が多すぎる。我々の悪い癖です。ユダヤ＝キリスト教自体には、すばらしいところがもちろんありますよ。でも、本来は人を救うための宗教思想が、徹底的に世俗化されて、お金もうけのための技術進歩に利用されている。

中村　「ヒューマン・オリエンテッド」の大切さですね。

西垣　そうです。告白すると、私も歳をとってきたので、村上先生みたいに「もう人間はだめになる」って言いたいんですよ。でも若いころコンピュータ屋だった人間として、コンピュータが人間を抑圧する道具になってしまうのは辛い。だから諦められないんです。

中村　悲しくなりますね。

西垣　ユダヤ＝キリスト教の中には、イエスが唱えた愛とか、共生の思想を内包する理想主義があった。だから広まったのです。私はユダヤ＝キリスト教が悪いと言っているわけでは決してありません。そういう文化背景を理解せず、短期的な経済と技術のことしか考えない日本の知識人が情けないと思うだけです。

中村　西垣先生、頑張ってください。

こんな社会をつくってしまった

中村　村上先生がおっしゃっている意味はわかるし、いつもおっしゃっていることだけれども、「滅びると思う」とはっきりおっしゃったのを聞いたのは、今日が初めてではないかと。

村上　そうかもしれない。年のせいかな。

西垣　深い絶望を感じます。

中村　それはわかりますし、共有します。おっしゃる意味はよくわかるけど、それでは元も子もないから。西垣先生も私も考えますから、村上先生も御一緒にと言いたいのです。

西垣　アメリカのトランプ大統領の支持者のなかには、保守的な労働者だけでなく、理論的な思想家もいます。行けるところまで行こう、地獄に向かって突き進めと考えているような人もいる。それで本人が死ぬのはいいかもしれませんが、何の罪もない子供たちまでもが犠牲になるのは、いたたまれない思いがします。

中村　私、子供たちのことをこのごろよく考えるの。子供に申しわけないという気持ちが、強くあります。私は、こんな社会をあなたたちに渡すために一生懸命生きてきたんじゃないよって。

我々が子供のころ、おなかをすかしていたじゃないですか。だからそんなことがないように、もう少しいい社会にしようと思って、一生懸命やってきた。そうしたらその結果がこうなってしまった。本当はこんな社会をつくるつもりじゃなかったのよって、子供たちにわびたい気持ちです。でも、ただおわびしてもしょうがないから、もうだめだと言わないで考え続けたい、まだ望みをかけたい。

村上　私は戦時中、子供ではありませんでしたが、毎日機銃掃射にさらされて、爆弾を落とされて、そして食べるものがなかった。戦後二年目でしたか、山口良忠判事が配給だけで暮らして、栄養失調で餓死しました。そんな時代でしたから、今日も何かが食べられて、一日生き長らえたという思いで、夜とにかく床につくことができました。子供心に毎日、ああ、よかったという思いで生きてきました。だけどいま子供たちを見ていると、今日一日生きてよかったという思いで眠りにつく子供がどれだけいるでしょうか。おっしゃったように、こんな社会をつくってしまったのは我々なんだなと思います。

中村　本当に我々ですね。私は、そのことを思います。

村上　だからといって、難民になって、どこかの収容所にいて、とても貧しくて食べ物もなくて、日に日にやせ細って……という状態が、それでいいのかと言われたら、西垣さんがおっしゃっているヒューマン・オリエンテッドという立場に立って、そこから抜け出すことを望まなければいけない。

中村　そう。けれど抜け出し方はいろいろあると思います。

村上　それが問題なんですよ。私はもうエネルギーがなくなった。だめだな。

中村 ここで諦めないで探ろうというのが、私のいま思っていることです。我々の知的な状況は、その方策を探れるところにまで到達していると思うのです。複雑なものに向き合うことが、不可能じゃないところにまで来ています。

ピンチをチャンスに変える

村上 新型コロナウイルスが流行するいま、我々が身にしみているのは、社会に生きる人の誰もが、もしかしたらあした重症になって死ぬかもしれないという思いを、どこか心の隅に抱いていることです。志村けんが亡くなったあの姿を、私はメディアがあんなふうに報道し続けるのはどうかとも思いますが、でも人々の心の中に高齢者のそういう思いのかけらでも留めておいてもらえればありがたいと思います。
私と中村先生は同年生まれ、後期高齢者に既になっている人間からすると、もしかすると明日死ぬかもしれない社会なんですよ。そういう社会に自分たちが生きているんだということを、若い人たちもどこかで感じてほしい。どうも新宿へ繰り出す人たちの中には、その思いはあまり感じられません。それがちょっと残念です。

西垣 社会環境のせいもあるんじゃないでしょうか。二〇一一年に東日本大震災で津波が来て、原発事故が起こった。あの後、福島の若者たちが非常にしっかりしてきたという噂を聞いたことがあります。東京の若者は、相変わらずゲームに夢中なんだけれど。

村上 私も福島には何度か行きましたが、若者は立派ですよ。

西垣 周囲で多くの人々が亡くなって、自分たちが建て直さなければいけないという気持ちが芽生えた。そうなると目の輝きが違う。生物というのは、やはり過酷な環境のなかで、生きるための本物の行動原理をつかむのかもしれませんね。

村上 そのとおりですね。それで考えたのですが、震災の津波は東日本の沿海部、原発事故は福島でしょう。だけど新型コロナウイルス感染症は、日本全国に広がっている。さらに世界的な流行にもなっている。

中村 だから、変な言い方ですけれど、この危機をチャンスにしないと。みんなで考えるよい機会です。

村上 本当にそう思います。

西垣 お二人から見れば若造ですが、私もやっぱり考えていますよ。新型コロナウイルスに感染したら、一週間ぐらいで命を失う可能性がある。

それは運命で仕方がない。そのかわり、いまの一日一日をしっかり生きようと思います。日本には天変地異が多いので、自分が幸い「生かされている」という考え方が、伝統的にあったはずです。そんな考え方をいつ忘れてしまったのか。

中村 高層ビルをいっぱい作って喜ぶような文化の中におしこめられて、自然の中にいないからじゃないでしょうか。

西垣 それもあると思います。今回のコロナウイルス感染症の流行が、一瞬一瞬を生きる感覚や覚悟を取り戻す機会になればいいんですけれど。

競争社会の、評価基準のおかしい教育

西垣 日本人が大事なことを忘れてしまった理由として、教育問題が

あると思います。私はつい最近まで、偏差値が平均くらいの日本の大学で教えていました。彼らはいい子たちですよ。でも、大事な問題をほとんど考えないで大きくなっているんですね。頭がいい、悪いじゃないんですよ。そんなことではなくて、自分でどう生きていけばいいのか、人生で大事なことは何なのかをちゃんと考えた経験がとぼしい。

考えさせてくれる先生が中学や高校にいれば立派になっていくのに、そうではない。先生は偏差値が上がるような受験用の知識だけ詰め込み、ドリルをやれとかつまらないことばかり言っている。だから彼らは勉強が嫌いです。そして自分は頭が悪いからあまり勉強ができないと思っています。自信がなくて挫折感を持っている。こんな教育は間違っていないでしょうか。

私は戦後すぐに生まれた団塊世代です。我々はみんな日本が非常に貧しかった時代を知っています。それもあって、自分たちが個々ばらばらだなんて思わなかった。辛く貧しい生活をしている人たちのイメージがいつも頭のなかにあった。学生運動にのめり込む人もいましたが、いずれにせよ、皆でいい社会をつくらなければいけないという考え方自体は、誰もが持っていたと思います。

それが今はなくなりつつある。ただコロナ禍がやってきて、人間はデジタルなデータでなく生き物であり、他の生き物とうまく共生しつつ生きていく他ないんだ、ということに気づくかもしれない。

ただね、こういう私の意見なんて本当に当たり前なんですが、よくわからないのは、賛同してくれる人が少ないということです。若い人たちは、そんなことは全て当たり前だと思っているのかな。

中村 私の言っていることは、西垣先生よりももっと当たり前ですよ。

――西垣先生、若い人たちだけではなくて、多くの人は乗り遅れると生きていけないのではないか、乗り遅れたら自分の職も探せない、食べていけないと常に恐怖を抱え、そういうことを考える余裕がないのではないでしょうか。

西垣 なるほど。今の若い人たちは私なんかより、小さいときからはるかに競争させられていますからね。その習慣が頭にこびりついているのかもしれない。考えてみると、私は小学生のときに、自分のスポーツの才能のなさに一度絶望しました（笑）。そんなこと、どうってことないんですけれど、いまの若い人たちの絶望はもっと深いんじゃないでしょうか。コーチや先生が客観的に評価して、おまえはこの程度だ、とデータをもとに冷静に位置づける。私は、いやそうじゃないんだ、君たちがそれぞれ頑張って生きていること自体が立派なんだよ、と言いたいんですけれどね。

中村 西垣先生みたいな先生が、学校にたくさんいるといいですね。

西垣 昔は割と多かったんじゃないのかな。

中村 アリもいれば、ライオンもいます。どちらが偉いという問題ではないですよと言ってくれる先生はいなくなったのかしら。

村上 余り大括りな発言はしたくないけど、若い子たちは同調意識が強いですね。だから仲間と同じことをしたいという。あるいは、仲間外れになることに、非常に強い恐怖を感じている。いじめもそうでしょう。どうしてあんなに陰湿になるのか。私も子供のとき随分といじめられました。特に疎開したときはさんざんでした。でも、そういうものだと思っていましたけど、今のいじめは何か違うように思います。

西垣 私自身もいじめられる方でした。軍人あがりの担任の先生からは嫌われるし、けんかも強くなかったですから。でも、当時のガキ大将は、あまり卑怯なことはしなかった。やっつける時は正面からやる。一方いまは、SNSなどで、裏に隠れて攻撃する。みんなと同一でない人間を陰湿にいじめる。最近のネット社会の悪影響かもしれない。正々堂々と自分の意見を発表して、何かあったら「自分はそう思ったんだから」と責任をとらなければいけないのに、匿名でいじめるんです。なぜなんでしょうか。もしかしたら、自分の劣等感を解消したいからかもしれない。表面上のスコアが低くても、先生が「それでいいんだよ、君は君でいいんだから」と言えば劣等感はなくなるのに、そうならない。今の教育システムでは、どこの学校でも、偏差値の高い学校に何人入ったとか、大会でスポーツの成績がどうだとか、そんなつまらないことで競争しています。

中村 一つの価値で並べ競争させるというのは愚かなことですし、人間性を壊すだけのことだと思います。ここでも生きものらしさについて考えざるを得ません。

新自由主義と競争原理の弊害

西垣　日本では、なぜ政府が教育にあまりお金をかけないのでしょうか。ＧＤＰ比でいうと先進国のなかで非常に低いほうですよ。最近は大学に対する助成金なんかも評価がうるさい。教育にお金を投入しても、選挙などであまりリターンがないせいでしょうか。法人化されて以降、東大でも、私が定年でやめたころは資金的にかなり深刻な状態になっていました。その後、ますますひどくなっているようです。

中村　具体的にはどうなっているのですか。

西垣　東大教員も競争させられるわけですよ。研究成果が出ないと予算を切られる。

中村　東大はそういうことのない大学にしなければ存在価値がありませんよね。

西垣　足りなければ外部資金を取ってこい、という陰湿な競争が、教育機関の中に入ってきたんです。さっき話題になった新自由主義の隆盛と関係があります。

村上　悪平等を避けましょうという名目のもとに、結局効率主義が蔓延している。

——子供の社会は大人の社会の反映で、大人の社会が差別社会、いじめ社会だから、それが子供の中にも浸透しています。

村上　いま西垣さんがおっしゃったけれど、教育の場面で言いたいことは山ほどある。だけど言えば、その相当部分が自分に降りかかってくる。それならおまえは何をやったのかと問われたら、私は答えられません。あるところでは一生懸命抵抗しましたけれどね。この間も、あるところでジャーナリストが今の状況に対する強い批判をしたんですよ。それでその批判を実は二〇年前に私がやったけど、ジャーナリズムは全然取り上げてくれなかったですよと言いましたが、それはやはり責任回避だったかなあ。でもそのジャーナリストは「ああ、それはよくわかります。自分の反省になります」と言ってくれました。

中村 新自由主義が始まった頃、充分な検討がなされているとは思えない状況で研究資金五〇億円をどんと渡すというので、「これを四〇億円にして、あとの一〇億円は一千万ずつ分けてくださいませんか。これで多くの研究者がいろんなことができるようになります」と言ったのです。そこで、「ばらまきをやるんですか」と怒られました。四〇億で充分ですし、一〇〇人の独創的な芽を探せたら面白いと思ったのですが、研究者の間でも通じなくなってきました。

西垣　結局、お金もうけにつながらないと何も評価されない。有名な賞をとれと責めたてる。でも、たとえばノーベル賞をとることはそんなに大事なんでしょうか。受賞者がある分野で専門的業績をあげたことは確かですが、どの分野が受賞に値するかなんて判断しようがない。さらにノーベル賞の歴史を調べると、その業績が後日、人類に対してめちゃくちゃにひどい結果をもたらしたという例がけっこうたくさん出てきます。研究者は業績より、本当に大事なことを考えていればいいんじゃないかと思いますけれど。

中村　今は、そういうことが通じなくなってきましたね。私個人は自分の求めていることをさせていただいて幸せですが、全体としては困った状況ですね。

西垣　客観的評価とかエビデンスがないとだめ、となるんですね。

中村　ジャーナリストも今の流れを批判して欲しいけれど、研究者の中でもそういう雰囲気が出てきているでしょう。

西垣　そういう中で、ぎりぎり競争させられていれば、視野の狭い専門家と政治家との間でギャップが出てくるのは、当然のことです。でも、それじゃだめなんですね。本当にいま求められているのは、ひろく基礎的な知識をもっていて、人類が今後どうすればよいかについて根本的にちゃんと考える人でしょう。いまの日本はそういう人を育てようとしない。大学もそうなってきている。

中村　誰が育てるかですね。すでに育てる人がいない状況になっていませんか。

西垣　二〇一四年に起こったＳＴＡＰ細胞の研究スキャンダルは、今おっしゃったような状況から出てきた醜い話です。

中村 生物学分野では、そういう論文が結構たくさんでています。

村上 コロナウイルスに関しても、奇妙な論文が随分出ています。信頼できる論文なのか、信頼できない論文なのかを誰が判断するのか、それさえもよくわからない状況です。

西垣 そうらしいですね。

中村 情報がネットで出てきてしまうから、むずかしいですね。コロナウイルスについては今急速に論文が増えており、評価の高いジャーナルに出ているので大丈夫かと思ったら、信頼できないということがわかるという例も少なからず出ています。このような時こそ競争でなく協力だと思うのですが。

若者に伝えたいこと——むすび

後藤新平の感染症対策と衛生思想 ——————— 編集部

——ありがとうございました。感染症とわれわれの社会ということで、少し話をさせてください。小社が出しているPR誌『機』の七月号に、春山明哲氏に「国家の礎は、衛生にあり」という文章を寄稿いただきました。小社では「後藤新平の会」という研究会をやっており、医師として出発して政治の世界に入り、衛生行政などに関わった後藤新平（一八五七〜一九二九）の衛生思想がいつどのように形成されていったかを考えて来ました。

後藤新平は西南戦争の起こった一八七七年、二〇歳のときに、大阪で九州から帰還する兵隊たちを検疫する実務作業に参加します。石黒忠悳という衛生官僚が、名古屋になかなか優秀な若い医者がいるということで、後藤を抜擢したのです。これが後藤の最初の検疫事業でした。

それから一番有名なのは日清戦争後の検疫です。帰還兵二三万人の検疫をやりとげ、コレラの日本への持ち込みを水際でくい止めました。一八九五年、後藤新平三八歳です。この二つの大規模検疫事業の間は二〇年近くありますが、一八八三年に後藤は内務省衛生局に職を得て、衛生三部作と言われる書物を出版します。まず『普通生理衛生学』を一八八七年、三〇歳で出版します。これは翻訳書です。それから一八八九年、三二歳のときに『国家衛生原理』という、衛生に関する学理の書を著します。この本は非常に難解です。一八九〇年、後藤はコッホ、ペッテンコファーのもとに私費で留学します。三三歳のときです。留学する前に、石黒に原稿を渡して、本にしてくれるよう要請します。これが『衛生制度論』という約七百ページの大著です。

後藤は、『国家衛生原理』の冒頭で、一五ページにわたって、衛生とは何かということを書いています。そこで、衛生というのは広く医学、生物学、化学、工芸学、統計学、社会学、経済学、法学、行政学等を総合したものだと論じています。後藤は、衛生の先駆者と言われ、衛生とは国家の礎であるという結論に至ります。衛生がなければ近代国家は成り立たないということです。そういう人間が百数十年前に日本にいたのです。

後藤はベルリンのコッホのもとに行った際に、北里に会いました。北里は衛生局時代、後藤の下にいましたが、向こうに行ってからはコッホが北里に学べと言ったこともあり、後藤は終生、北里と友情関係を維持しました。日清戦争後の検疫のときも、後藤は北里の協力を得ています。こういう人間がいたことを、日本社会はいつしか忘れてしまっているように思います。

村上 「衛生は国家の礎である」という考えは、コッホの立ち位置というよりも、ヴィルヒョウの立場です。

——そうですね。留学中、後藤がコッホのもとにいたのは一時期で、先生のお話にも出たヴィルヒョウ派であるミュンヘンのペッテンコファーに博士論文を提出しています。

村上 ヴィルヒョウは、結核を治すのは政治でしかない、医療は治せない、と考えます。ドイツの産業革命の真っただ中、工場労働者が出てきたころ、彼らは劣悪な生活環境と労働環境に置かれていました。工場でも寮でも、三密どころではなかった。どんどん結核にかかって、ばたばた死んでいく状況に対して、ヴィルヒョウは、国として考えるとすれば、政治しかこれに対応できないと言って、例えば寮と寮の間は、何メートル以上あけなければ日当たりが悪い、工場の日照も、屋根をガラスにしなければいけないとかというようなことを、一つずつ提案していきます。衛生は、医療だけではなく、政治だけでもなくて、建築とか都市学とか、それから法学などを総合しなければなりません。このことを、ヴィルヒョウは非常に強く打ち出したわけです。

後藤新平、石黒忠悳らの考えたことの出発点は、ヴィルヒョウにあると言っていいと思います。舘野之男さんが『ウィルヒョウの生涯』（アッカークネヒト著、サイエンス社）という本を翻訳されています。これはなかなかよくできた本だと思います。

戦場で敵味方の区別なく救護する「国際赤十字」の活動に感銘をうけた佐賀出身の佐野常民（1822~1902）は、西南戦争中に博愛社を設立します。これが一〇年後、日本赤十字社になります。日本赤十字社は日清戦争でも戦時救護活動を行っています。日本赤十字社は単なる医療の組織ではありません。看護だけでもないし、政治との絡みもつくらなければならないので、佐野常民は随分いろいろとやりました。彼がなぜそれを考えついたかというのは、戦場に遺棄されている負傷者たちを助けるのは単なる医師だけではだめで、医療を支える独立した組織が必要だったからです。これが佐野常民が日本赤十字社をつくった理由です。後藤新平や石黒忠悳も非常に大きな影響を受けました。

――はい。ところで長与専斎、石黒忠悳、後藤新平らがいた内務省衛生局は、戦後なくなるのですか。

村上 いいえ、戦前の段階で、衛生局は内務省から独立して、厚生省になります。厚生省設立の直前に保健所法が制定され、保健所が設置され始めますが、当時は組織として脆弱でした。戦後、ＧＨＱが公衆衛生は地方自治体できちんと行われるべきだという方針を出したので、全国の保健所が拡充されます。その保健所が現在、ＰＣＲ検査などを一生懸命やってくれています。保健所は、今ではあまりにも大きな負担を負わされています。

中村 新自由主義で、多くの保健所が削減されたのです。気の毒だと思います。

西垣　以前より、ほぼ半減してしまったと聞いています。

中村　感染症対策を軽視、無視してきましたから。感染症は終わった、古い話だという感覚は研究者の中にもありましたから。

村上　全くそのとおり。その結果が、新型コロナウイルス感染症流行下の現状です。

西垣　そういう意味で、後藤新平は、生きる人間を本当に守るためにちゃんと考えていた方だったんですね。

――さて、現在の社会のさまざまな問題があぶり出されてきました。この新型コロナウイルス感染症の流行状況は、終息の兆しが見えず、なお続くのではないかと思われます。他の感染症の流行が引き続き起こるのではないかという可能性もあります。こういう時代を迎えて、我々はその渦中でどう生きればいいのでしょうか。ご意見をいただきたいと思います。そしてそのメッセージが特に若い人たちに届けられればと思います。

デジタル情報に頼らず、自分で考える――西垣 通

西垣 私は、今のコロナ禍はそう簡単に終息しないだろうと思います。だからテレワークや遠隔授業が導入されていくのでしょうが、それを新自由主義的な経済成長のみの観点からとらえて、ＩＴ業界にとってのチャンスだなんて単純に見なしてはいけない。コロナウイルスは、我々がデジタルなデータではなく、「生き物」として生態系のなかで他の動植物と共生しているという深遠な真実を教えてくれます。だから考え方を切りかえるチャンスだと見なすべきです。切りかえていけば、確かに恐ろしい病気ではありますが、活路はあります。今のところ日本では死者は千人程度で、しかも亡くなっているのは持病持ちの高齢者がほとんど。そう考えると、

若い人たちが絶望するほどの脅威ではありません。

要するに、デジタル情報から発して短期的利益中心に物事を進めるだけでは、首都圏の過密だけでなく地球環境ももう持たないということですよ。コンピュータをはじめAIの活用法についても、しっかり考え直さなくてはいけない。動植物や細菌、ウイルスと同じように、自分はこの生態系をたまたま構成している生き物の一員なんだと考えて、謙虚に暮らしていけば希望はあるはずです。

死と隣りあう生——村上陽一郎

清潔じみた現代社会

村上　最近よく「新しい生活様式」と言われています。もっともですが、実はそれはちっとも新しくも何でもない。私の子供のころは、まさにそういう社会でした。私の親父は、医者だったせいもあるけれど、子供のころ、お金は直接さわるな、電車のつり革もできるだけ触れるなと言われました。呼吸器系の感染症ではありませんが、性感染症が温泉などでは非常に多かったので、湯舟にさわるなとか、またぐときは触れるなとか注意されました。当時は梅毒や淋病の無辜感染が結構あったんです。これを話すと笑われるんだけど、私の親父はバナナを食べるとき、必ずバナナの皮をむく前に皮を全部アルコール湿布で拭いていました。どんな船の中でどんなふうに送られてきたのかわからないんだから、何がついているかわからないということです。それから人に向かって咳をするなというのは当たり前、くしゃみもとにかく手で覆いなさいと注意されました。今は手で覆うと、その手が触ったものにウイルスが付着するので、肘で受けなさいということになっていますが、絶対やるべきだと言われました。マスクを着けるとか、外から帰ったら必ず手を洗うというのも、社会常識でした。当時は、結核が胸部疾患として多かったせいもあるでしょう。

今は「清潔じみた社会」でしょうか。毎日シャンプーをするとか、とにかく清潔志向で、清潔な状態が当たり前になったために、逆に警戒心が薄れた。実際そんなに警戒しなくても生きていける社会になったことは間違いありませんが、実は六〇～七〇年前の日本の社会は、今よりもずっと新生活様式に近いことが要求された社会でした。こういうことを考えると、今、我々が別段とんでもないことを要求されているわけではありません。

当時と違うのは、新型コロナウイルス感染症流行までの通勤電車の満員状況です。今はさすがにそれほど満員ではない状況ですが。あれほどの満員電車は、かつてなかったわけで、東京が特別な社会になってしまっていることが問題です。

死と隣りあっている社会で生きる――ワクチンをめぐって

我々が子供のとき、一番怖かった病気は疫痢でした。小児が赤痢菌にかかって重篤化した病態です。もう過去の病気になったので、今の医師に聞いても答えられないかもしれませんね。

それから百日咳も怖かった。森鷗外の次男の不律が生後半年ほどで罹りました。あまりにひどい咳で、チアノーゼを起こして苦しそうで、見ていられないというので安楽死させられました。森鷗外も自分の家族は見られないというので、別に主治医を頼んでいたのですが、その主治医による提案での処置でした。長女の森茉莉さんも、五歳ぐらいのときかな、実は安楽死の寸前まで行ったそうですね。私も百日咳の苦しみを知っています。

空咳が止まらず、息が吸えないんです。最初真っ赤になって、それから血の気がさっと引いて、文字どおりチアノーゼで真っ青になります。本当に息も絶え絶えの状況が続きます。百日咳ワクチンのおかげで、今の子供たちはそんな苦しみから解放されました。

感染症の研究とワクチンの開発は、昔は大きな課題でした。現在は感染症の専門家が少なく、昔P4と言っていたバイオセーフティレベル4、つまりBSL4の研究施設が一つしか稼働できていません。これはおかしいと思います。長崎大学は熱帯医学の伝統があるので、長崎大学の学長さんが医学部にBSL4をつくることをぶち上げて、研究施設としては一応出発していますが、もしそれがうまくいっても二ヶ所に過ぎません。稼働しているのが国立感染症研究所の一ヶ所だけというのは、日本の感染症研究があまりにも貧しい。研究者の層も薄いし、施設も貧しい。新型コロナウイルスの場合は、別段、ＢＳＬ４でなければならないわけではないのですが。

子宮頸がんのワクチンも、確かに問題が生じるケースはあるけれども、西垣先生も科学技術を信頼するなとおっしゃっているわけではない。私も同感です。ワクチンの中には有効なものもある。もちろんそれでもなお稀に障害例が出てきてしまう。ワクチンというのが非常に厄介なのは、健康な人間に打つわけですから。病気の人が注射を打たれて、あるいは何か薬を服薬させられて障害が起きるということとは違った形で、問題が起こったときの悲劇は大きいのですが、日本には法的救済制度ができています。お金をもらったからといって救済されるわけではないけれども、障害が起こったときには一生涯補償しますという法的制度もでき上がっています。そういう点を考えると、ワクチンに対する過度な恐れはよくありません。

いま法的に努力義務がある定期接種ワクチンが少なくなって、任意接種に変わっていったものがあります。このため疫学者の中には、数十年年後の日本社会の感染症に対する脆弱性を心配している人たちがいます。成果を上げてきた予防接種に対する信頼を失ってほしくないと思いますし、そのためにも不正使用などが起こらないようにしてほしい。新型コロナウイルスのワクチンが実用化したときも同様です。

死と隣り合わせになっている社会の中で自分は生を受けている、生きているということを実感してほしい。その実感の中から自分の人生をつくり上げていく意欲を見いだしてほしい。ある意味、死と隣り合っている今だからこそ、それができるようにも思います。これが若い人たちに対するメッセージです。

考え方を変えるチャンスに——中村桂子

感染症研究は過去の学問ではない

中村 新型コロナウイルスについては、わからないことがあまりにも多すぎます。ワクチン、特効薬、そういう具体的な対処がまだできていないのは、とても残念です。日頃、生命科学はすばらしい進歩をしているとされているので、娘に「すぐワクチンができると思っていたのに」と言われてしまいました。実際にわからないことだらけです。ここは少し長い時間がかかるかもしれませんが、科学研究で対処できるようにしなければなりません。そもそも、現代社会はスイッチを押せばすぐ答が出ることに慣れており、生きものの世界は時間がかかるということの理解から始めないといけない状況です。

新型コロナウイルス感染症の流行で、急に感染症研究が注目されましたが、実は過去の学問のような扱いを受けていました。いま感染症の専門家の方々が政府の会議やマスコミに出ているのが目に入りますが、臨床医学の全体から見たら、がん、糖尿病、アルツハイマーなど生活習慣病の研究者の数の方がずっと多いのです。それもあって感染症研究は過去というか、古い学問、済んだ学問のように見られているところがあります。というのは主としてバクテリアの感染症、さっきおっしゃった疫痢などは抗生物質がよく効き、治療法が確立されているからです。実際に研究者の数を見たら、感染症専門の人は少ないのです。研究施設では、やはり国立感染症研究所が中心であり、武蔵村山市には病原体の研究ができる高度安全試験施設（ＢＳＬ４）がありますが、これは近隣の住民からは危険施設として反対されています。

つまり、このまだよくわからないウイルスが暴れ始めたときに、研究体制が弱体化していました。ただ、今回の件で、ウイルスとどうつき合っていくかが大事だということがわかってきました。これからどのように体制を建て直すかが大事だと思います。

自然との共生を考えるチャンス

二つ目は当たり前のことで、人間は生き物です。今回の新型コロナウイルス感染症の流行が象徴的ですが、世界中の異常気象などを考えると、生き物である人間の自然とのつき合い方を考え直す必要があると思います。社会的にも、科学技術的にも、対応できていません。もう一度、自然とのつき合い方を考え直す必要があります。

今年は家の庭の花がとてもきれいです。三〇年前につくった藤棚が、今年が一番きれいでした。驚くくらい。街を歩いても、花がきれいです。またガンジス川がきれいになったとか、タイでジュゴンが現れたなどとも聞きました。ほんの数カ月、人間の経済活動を少し抑制しただけで、変化が起きたのです。経済活動をやらないわけにはいかないけれど、この事実は自然との向き合い方を考えなさいというメッセージだと思います。

さきほど西垣先生が、この危機は考え方を変えるチャンスだとおっしゃいましたが、私も生物学の立場からそう思います。

機械論、遺伝子決定論から距離をおく

それから村上先生がおっしゃったことと重なりますが、私は今の社会が持っている機械論に基づく極端な清潔志向、健康志向、アンチエイジング

志向、死の否定、という考え方が気になります。また一つの価値での数値競争も気になります。ＢＳＬ４がつくれないのは安全神話と関係がありますす。原発と同じです。自動車だったら事故が起きることを前提につくりますが、原発やＢＳＬ４施設は「絶対安全です」と言わないと認可されないので、機械論に基づく変な安全神話ができてしまったのです。実際には絶対安全は存在しません。不測の事態があったら、甚大な被害が出ないように対処する。それでもＢＳＬ４施設が必要な理由がある、そういう考え方を出さなければいけません。

もう一つ、遺伝子決定論的な考え方も気になります。これも機械論ですね。しかし今度の新型コロナウイルス問題で、私たち生き物の世界は遺伝子決定論では理解できず、その私たちがウイルスとつながっている、ということがはっきりしたと思います。このような、機械論とは違う考え方で、原発やＢＳＬ４施設なども含めて、大事なことは何であり、今何をする必要があるか、何をしてはいけないかを一人一人が考える社会にするチャンスにできれば、禍を禍だけで終わらせずにすむと思うのです。

——先生がた、ありがとうございました。本日の座談会は、ここまでと致したいと思います。

編集後記

今、整理編集された最終ゲラを読んで改めて、御三人の先生方に感謝したいと思う。

新型コロナウイルスが流行の度を深めていた春三月、「ウイルス」について今一度考えてみたいと思い、小社のＰＲ誌『機』の特集「ウイルスとは何か」にこの三人の方に依頼した（六月号掲載）。その後、同じメンバーでじっくり討論の場を持ちたいと願った。

ところが、その後イタリアで発火したコロナ禍は、またたく間に、スペイン、フランス、イギリス、アメリカと飛び火していった。パンデミックである。そのためその機会は、盛夏にずれ込んでしまった。座談会当日は、日本では第二波ではないかと騒がれていた。座談会は、直かに顔を合わせないといいものにならないと確信していたので、全員ご出席戴けることになり内心ほっとした。

生命誌、科学史、情報学の第一人者の方々なので、話の中身はさほど心配していなかったが、予想通り『ウイルスとは何か――コロナを機に新しい社会を切り拓く』について、今可能な限りの話を聴くことができたと思う。

新型コロナウイルスをめぐる、歴史的・社会的考察をはじめ、地球環境異変の中で、ウイルスの意味についても聴くことができた。

最後に、若者へのメッセージで、皆さんが、この社会を作ってきた自分たちの責任について言及し、残りの人生で何を遺せるかとの自問には、拙自身、居住いを正すのを余儀なくされた。

二〇二〇年に世界中で大きく問題化したコロナ・パンデミックが、いつ終焉を迎えるかは予測できないが、この年に本書を出版できたことに、感謝したい。

二〇二〇年十月

藤原良雄

著者紹介

中村桂子（なかむら・けいこ）

1936年生まれ。JT生命誌研究館名誉館長。国立予防衛生研究所を経て、71年三菱化成生命科学研究所に入り（のち人間・自然研究部長）、日本における「生命科学」創出に関わった後、ゲノムを基本に生きものの歴史と関係を読み解く新しい知「生命誌」を創出。その構想を93年、「JT生命誌研究館」として実現、副館長（～2002年3月）、館長（～20年3月）を務める。著書に『自己創出する生命』（ちくま学芸文庫）『「ふつうのおんなの子」のちから』（集英社）『こどもの目をおとなの目に重ねて』（青土社）他多数。『中村桂子コレクション いのち愛づる生命誌』全8巻（藤原書店）刊行中。

村上陽一郎（むらかみ・よういちろう）

1936年生まれ。東京大学・国際基督教大学名誉教授。科学史、科学哲学。科学のたどった道と現代の諸問題を見据え、未来を展望する。東京大学教授、同大学先端科学技術研究センター教授・センター長、国際基督教大学教授、東京理科大学大学院教授、東洋英和女学院大学学長などを歴任。著書に『ペスト大流行』（岩波新書）『安全学』『文明のなかの科学』『生と死への眼差し』（青土社）『科学者とは何か』（新潮選書）『安全と安心の科学』（集英社新書）『死ねない時代の哲学』（文春新書）『日本近代科学史』（講談社学術文庫）他多数。編書に『コロナ後の世界を生きる』（岩波新書）他。

西垣 通（にしがき・とおる）

1948年生まれ。東京大学名誉教授。基礎情報学、メディア論。日立製作所でコンピュータ研究開発に従事したのち、明治大学教授、東京大学社会科学研究所教授、東京大学大学院情報学環教授、東京経済大学コミュニケーション学部教授を歴任。情報社会のはらむ諸問題を文理の両面から幅広く考察。著書に『AI原論』（講談社選書メチエ）『ビッグデータと人工知能』（中公新書）『ネット社会の「正義」とは何か』（角川選書）『ウェブ社会をどう生きるか』（岩波新書）『基礎情報学（正・続）』（NTT出版）他多数。

ウイルスとは何《なに》か——コロナを機《き》に新《あたら》しい社会《しゃかい》を切《き》り拓《ひら》く

2020年11月10日　初版第１刷発行©

著　者　中村桂子　村上陽一郎　西垣通

発行者　藤原良雄

発行所　株式会社　藤原書店

〒162-0041　東京都新宿区早稲田鶴巻町523

電　話　03（5272）0301

ＦＡＸ　03（5272）0450

振　替　00160 - 4 - 17013

info@fujiwara-shoten.co.jp

印刷・製本　中央精版印刷

落丁本・乱丁本はお取替えいたします　　Printed in Japan

定価はカバーに表示してあります　　ISBN978-4-86578-285-1

出会いの奇跡がもたらす思想の"誕生"の現場へ

鶴見和子・対話まんだら

自らの存在の根源を見据えることから、社会を、人間を、知を、自然を生涯をかけて問い続けてきた鶴見和子が、自らの生の終着点を目前に、来るべき思想への渾身の一歩を踏み出すために本当に語るべきことを存分に語り合った、珠玉の対話集。

魂 言葉果つるところ　対談者・石牟礼道子

両者ともに近代化論に疑問を抱いてゆく過程から、アニミズム、魂、言葉と歌、そして「言葉なき世界」まで、対話は果てしなく拡がり、二人の小宇宙がからみあいながらとどまるところなく続く。

Ａ５変並製　320頁　**2200円**（2002年4月刊）◇978-4-89434-276-7

歌 「われ」の発見　対談者・佐佐木幸綱

どうしたら日常のわれをのり超えて、自分の根っこの「われ」に迫れるか？　短歌定型に挑む歌人・佐佐木幸綱と、画一的な近代化論を否定し、地域固有の発展のあり方の追求という視点から内発的発展論を打ち出してきた鶴見和子が、作歌の現場で語り合う。　Ａ５変並製　224頁　**2200円**（2002年12月刊）◇978-4-89434-316-0

知 複数の東洋／複数の西洋〔世界の知を結ぶ〕　対談者・武者小路公秀

世界を舞台に知的対話を実践してきた国際政治学者と国際社会学者が、「東洋 vs 西洋」という単純な二元論に基づく暴力の蔓延を批判し、多様性を尊重する世界のあり方と日本の役割について徹底討論。

Ａ５変並製　224頁　**2800円**（2004年3月刊）◇978-4-89434-381-8

生命から始まる新しい思想

新版 四十億年の私の「生命《いのち》」〔生命誌と内発的発展論〕

鶴見和子＋中村桂子

地域に根ざした発展を提唱する鶴見「内発的発展論」、生物学の枠を超え生命の全体を捉える中村「生命誌」。従来の近代西欧知を批判し、独自の概念を作りだした二人の徹底討論。

四六上製　二四八頁　**二二〇〇円**

（二〇〇二年七月／二〇一三年三月刊）◇978-4-89434-895-0

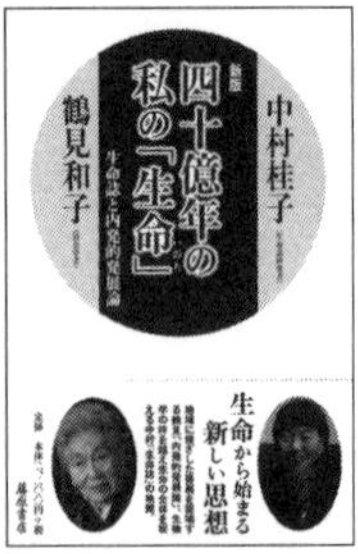

患者が中心プレイヤー。医療者は支援者

新版 患者学のすすめ〔"人間らしく生きる権利"を回復する新しいリハビリテーション〕

上田敏＋鶴見和子

リハビリテーションの原点は、「人間らしく生きる権利」の回復である。"自己決定権"を中心に据えた上田敏の「目標指向的リハビリテーション」と、鶴見の内発的発展論が火花を散らし、自らが自らを切り開く新しい思想を創出する！

Ａ５変並製　二四八頁　**二四〇〇円**

（二〇〇三年七月／二〇一六年一月刊）◇978-4-86578-058-1

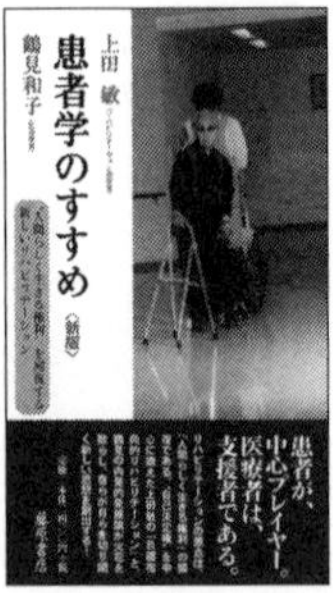

渾身の往復書簡

言魂《ことだま》

石牟礼道子＋多田富雄

免疫学の世界的権威として、生命の本質に迫る仕事の最前線にいた最中、脳梗塞に倒れ、右半身麻痺と構音障害・嚥下障害を背負った多田富雄。水俣の地に踏みとどまりつつ執筆を続け、この世の根源にある苦しみの彼方にほのかな明かりを見つめる石牟礼道子。生命、魂、芸術をめぐって、二人が初めて交わした往復書簡。『環』誌大好評連載。

B6変上製　二一六頁　**二二〇〇円**（二〇〇八年六月刊）

在庫僅少◇978-4-89434-632-1

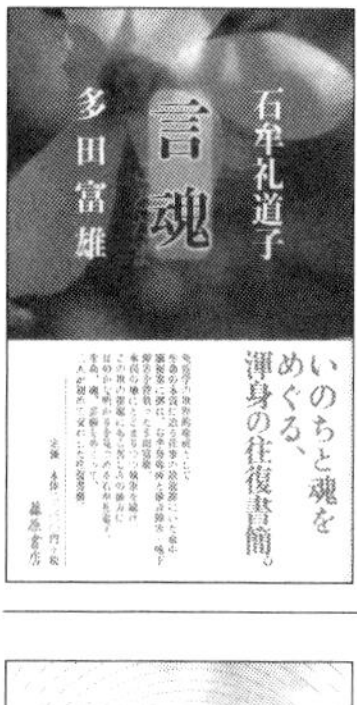

韓国と日本を代表する知の両巨人

詩魂

高銀《コウン》＋石牟礼道子

石牟礼「人と人の間だけでなく、草木とも風とも一体感を感じる時があって、そういう時に詩が生まれます」。

高銀「亡くなった漁師たちの魂に、もっと海の神様たちの歌を歌ってくれと言われて、詩人になったような気がします」。

韓国を代表する詩人・高銀と、日本を代表する作家・詩人の石牟礼道子が、魂を交歓させ語り尽くした三日間。

四六変上製　一六〇頁　**一六〇〇円**（二〇一五年一月刊）

◇978-4-86578-011-6

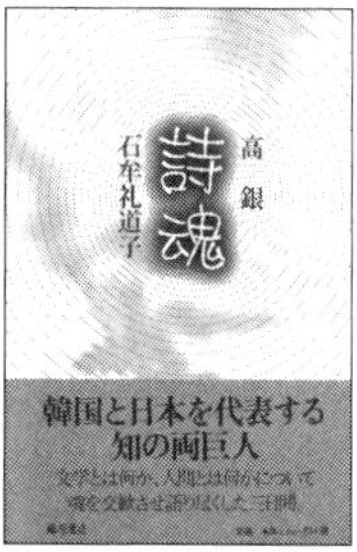

作家・詩人と植物生態学者の夢の対談

水俣の海辺に「いのちの森」を

宮脇昭＋石牟礼道子

「私の夢は、『大廻《うまわ》りの塘《とも》』の再生です」——石牟礼道子の最後の夢、子ども時代に遊んだ、水俣の海岸の再生。そこは有機水銀などの毒に冒され、埋め立てられている。アコウや椿の木、魚たち……かつて美しい自然にあふれていたふるさとの再生はできるのか？　水俣は生まれ変われるか？　「森の匠」宮脇昭の提言とは？

B6変上製　二一六頁　**二〇〇〇円**（二〇一六年一〇月刊）

◇978-4-86578-092-5

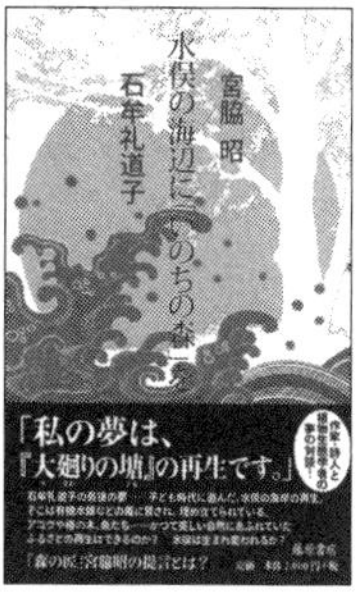

水俣の再生と希望を描く詩集

坂本直充詩集　光り海

坂本直充

推薦＝石牟礼道子

特別寄稿＝柳田邦男　解説＝細谷孝

「水俣病資料館館長坂本直充さんが詩集を出された。胸が痛くなるくらい、穏和なお人柄である。「毒死列島身悶えしつつ野辺の花」という句をお贈りしたい。」（石牟礼道子）

第35回熊日出版文化賞受賞

A5上製　一七六頁　**二八〇〇円**（二〇一三年四月刊）

◇978-4-89434-911-7

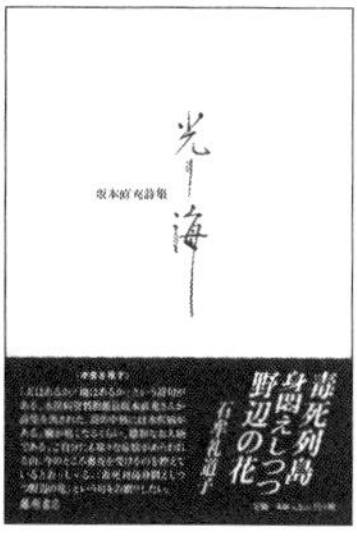

〝文明間の対話〟を提唱した仕掛け人が語る

「対話」の文化

〈言語・宗教・文明〉

服部英二＋鶴見和子

ユネスコという国際機関の中枢で言語と宗教という最も高い壁に挑みながら、数多くの国際会議を仕掛け、文化の違い、学問分野を越えた対話を実践してきた第一人者・服部英二と、「内発的発展論」の鶴見和子が、南方熊楠の曼荼羅論を援用しながら、自然と人間、異文化同士の共生の思想を探る。

四六上製　二二四頁　**二四〇〇円**
（二〇〇六年二月刊）
◇978-4-89434-500-3

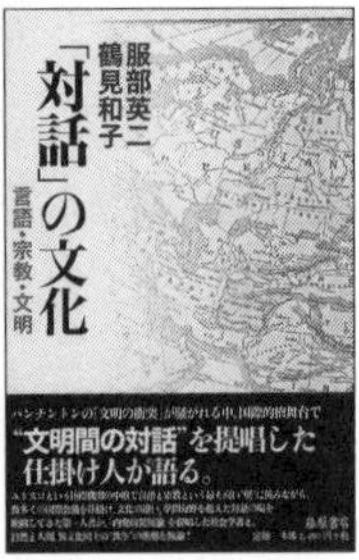

〝海からの使者〟の遺言

未来世代の権利

〈地球倫理の先覚者、J－Y・クストー〉

服部英二編著

代表作『沈黙の世界』などで、〝海〟の驚異を映像を通じて初めて人類に伝えた、ジャック＝イヴ・クストー（一九一〇―九七）。「生物多様性」と同様、「文化の多様性」が人類に不可欠と看破したクストーが最期まで訴え続けた「未来世代の権利」とは何か。世界的海洋学者・映像作家クストーの全体像を初紹介！

四六上製　三六八頁　**三二〇〇円**
（二〇一五年四月刊）
◇978-4-86578-024-6

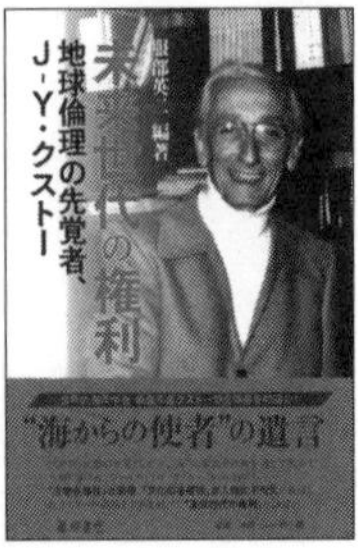

文明は、時空を変えて生き続ける！

転生する文明

服部英二

ユネスコ「世界遺産」の仕掛け人であり、「文明間の対話」を発信した著者が、世界一〇〇か国以上を踏破するなかで見出した、文明の転生と変貌の姿を描く、初の「文明誌」の試み。大陸を跨ぎ、時代を超えて通底し合う諸文明の姿を建築・彫刻・言語など具体的事象の数々から読み解く。

図版・写真多数
四六上製　三二八頁　**三〇〇〇円**
（二〇一九年五月刊）
◇978-4-86578-225-7

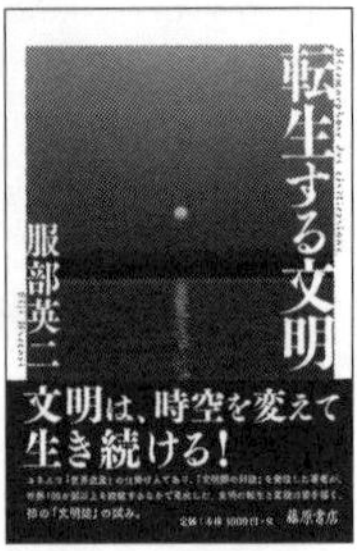

「親日家」から「嫌日家」へ!?

幻滅

〈外国人社会学者が見た戦後日本70年〉

R・ドーア

依然としてどこよりも暮らしやすい国、しかし近隣諸国と軋轢を増す現在の政治、政策には違和感しか感じない国、日本。戦後まもなく来日、七〇年間の日本の変化をくまなく見てきた社会学者ドーア氏が、「親日家」から「嫌日家」へ!?

四六変上製　二七二頁　**二八〇〇円**
（二〇一四年一一月刊）
◇978-4-86578-000-0

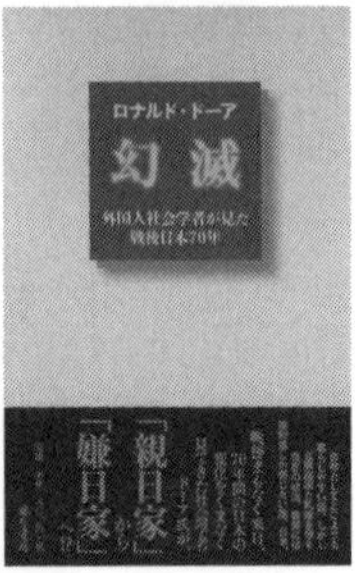